thin

瘦身

营养专家带你走出减肥误区

赵熙和 编著

陈春明 主审

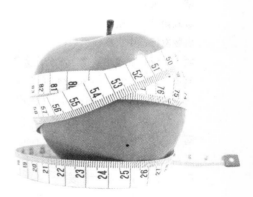

中央编译出版社

CCTP

Central Compilation & Translation Press

图书在版编目（CIP）数据

瘦身:营养专家带你走出减肥误区/赵熙和编著——北京:中央编译出版社，2012.8
ISBN 978-7-5117-0554-9

Ⅰ.①瘦… Ⅱ.①赵…Ⅲ.①减肥－基本知识 Ⅳ.①R161

中国版本图书馆CIP数据核字(2012)第073518号

瘦身:营养专家带你走出减肥误区

责任编辑：冯 章
策 划：董保军 张天罡
审 校：刘向晔
版式设计：姜晓宁
出版发行：中央编译出版社
地 址：北京市西城区车公庄大街乙5号鸿儒大厦B座（100044）
电 话：（010）52612345（总编室） （010）52612351（编辑部）
　　　　　（010）66161011（团购部） （010）66130345（网络销售）
　　　　　（010）66130345（发行部） （010）66509618（读者服务部）
网 址：http://www.cctpbook.com
经 销：全国新华书店
印 刷：三河祥达印装厂
开 本：165×240毫米 1/16
字 数：105千字 图80幅
印 张：11
版 次：2012年8月第1版第1次印刷
定 价：28.00元

目 录

前　言

　　瘦身减肥确实是一个非常重要的话题。2005年9月，世界卫生组织（WHO）在日内瓦发出警告，全球现在有10亿人身体过重和肥胖，如果不加控制，到2015年将有15亿人肥胖。

　　过去，肥胖主要发生在发达国家，而现在，发展中国家肥胖的人数也在快速增长。我国人民肥胖率一向很低，而近十余年来却呈迅猛上升趋势。2002年中国居民营养与健康状况的全国性调查表明，全国体重超重的人达到2亿，肥胖人数达到7000万人。肥胖的患病率比1992年上升了80.6%。

　　目前，相当一部分超重和肥胖者有迫切的减肥要求。但由于缺少正确的科学知识，又急于求成，往往盲目地相信市场上一些减肥产品的虚假宣传，结果不仅达不到预期的效果，反而损害了健康。据报道，市场上部分减肥产品是消费者投诉最多的商品之一。

　　超重和肥胖归根结底是由于能量"摄入"大于能量"消耗"导致能量不平衡的结果。不论从预防还是从治疗的角度出发，都要求合理控制饮食，进行适当身体活动，持之以恒才能奏效。

　　本书正是从合理控制饮食出发，着重阐述了以下几个方面：

首先，要判断一个人的体重和体脂肪量是否在正常范围。卫生部疾病控制司于2006年在《中国成人超重和肥胖症预防控制指南》中早已颁布了用体重指数（BMI）和腰围作为衡量超重和肥胖的评价指标。并根据我国大规模人群的调查结果中上述两种指标与相关疾病危险的关系，提出了体重过低、体重正常、超重和肥胖的界限值。但是有相当一部分居民至今尚不了解BMI的概念。有一些医务工作者只知道WHO根据BMI对超重和肥胖的划分，而并不知晓我国自己的界定值。本书在第一章中针对"指南"中的上述内容，又加以阐述。

　　有些人认为肥胖是遗传因素决定的，后天的控制不会起任何作用，只有听之任之。在第二章用生动的例子说明遗传与环境因素在决定人体胖瘦中的相互作用，以及环境因素可以控制遗传因素的表达，帮助读者走出认识上的误区，从而树立信心，相信通过努力，肥胖是可防可控的。

　　减肥膳食中三大营养素供给能量的比例是专业人员长期争论的话题。我国的权威机构大多对西方流行的"低碳水化合物减肥膳食"持否定态度，但对其为何能受到许多人的追捧，且能广泛流行的根源却未见有深入的探讨。第六章用一定的篇幅，将传统的限制能量的减重膳食和低碳水化合物减重膳食的理论根据、实际效果以及对健康的长期影响进行了对比，以便读者在深入了解的基础上，做出正确的选择。

　　为了帮助读者更好地安排减肥膳食中食物的摄入量，第五章提供了"仿真"食物图谱，便于读者直观的估计食物重量。在第七章中提供了两种水平的低能量食谱模式，各种食物的搭配和用量符合平衡膳食的要求，可供读者参考。

本书的主要读者对象是超重群体和社区医务工作者及相关领域的临床医生。超重和肥胖症患者向医务工作者进行咨询时，此书可作为专业人士参考，因此附有参考文献，供专业读者进一步查阅。同时，在内容撰写上深入浅出、通俗易懂，使一般读者也能正确地掌握减肥瘦身的基本原理和方法。

科学的发展日新月异，某个阶段的认识会被其后的研究结果所修正。本书力求将最新的科研成果以及最近发生在我们身边的有关事例，告诉读者，争取做到科学性、可读性和实用性并重。

尚有许多不足之处，希望读者能提出宝贵的意见和建议。

第一章

理想体重和体型

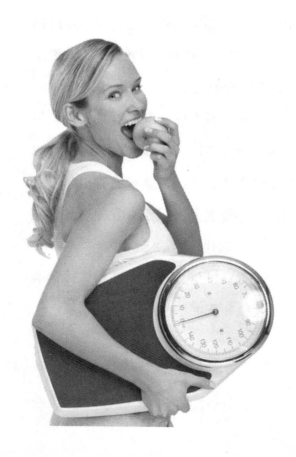

一、什么是理想体重

根据不同的目的和出发点，人们会有不同的理想体重，在T型台上的服装模特往往希望瘦一点、再瘦一点，跳芭蕾舞的女孩也希望身轻似燕。从医学的角度，理想体重是以保证身体健康为目的，也就是健康体重。体重太轻和太重都是不健康的，体重太轻反映饥饿和营养不良，这会使身体对疾病的抵抗力下降。有些年轻女孩走入过度节食的误区，追求骨感美，甚至付出了生命代价。年方18岁的巴西名模安娜为了保持身材，几乎拒绝了水果之外的一切食物，因此得了厌食症，于2006年11月14日香消玉殒。临死前身高1.74米的安娜，体重仅40千克。不论出于什么目的，减重达到损害健康的程度，都不是理想的，也是不应提倡的。

另一方面，全球体重超重和肥胖的人正在迅猛增加。2002年我国大型营养与健康状况调查结果表明，我国体重超重的人有2亿之多，够上肥胖标准的有7000万人。体重超重和肥胖引起一系列慢性病，如糖尿病、高血压、心脏病等。近年来我国这些慢性非传染性疾病的发病率急剧上升，取代营养缺乏病和传染病等传统疾病而成为严重的公共卫生问题，肥胖已上升为威胁人体健康的重要杀手。本章将着重讨论超重和肥胖的问题。

二、都是体脂肪过多惹的祸

（一）人体脂肪的生理功能

如果因为骨骼强壮，肌肉发达而造成体重过高，并不会影响健康，而体脂肪蓄积过多造成的超重和肥胖，才是真正的罪魁祸首。但人体内的脂肪并不是一无是处，它具有许多重要的生理功能，它可以缓冲外界的机械性冲击，保护内脏器官；它可使人体内的热量不过分散失而保持体温；皮下脂肪的存在，使皮肤丰满而具有弹性；身体脂肪是能量储备的重要场所，当能量摄入不足时，体脂肪分解，为机体的各种生理活动提供必要的能量。人体在适宜体重范围内，大约有10～15千克体脂肪，可以维持1个月的能量消耗。

（二）肥胖与胰岛素抵抗

如果体脂肪在身体所占的比重太高，也就是超过了一定的界限，例如男性体脂肪超过25%，女性超过30%，就会产生一系列的疾病。研究结果表明，肥胖的人容易发生胰岛素抵抗，而这正是造成糖尿病、高血压、冠心病等许多疾病高发的根本原因。

肥胖的人脂肪细胞体积增大，使组织细胞表面的胰岛素受体密度相对减少，或与胰岛素的结合能力减弱。因此，对胰岛素的敏感性下降，也可以说，细胞对胰岛素有了抵抗。血糖浓度增加时，若胰岛素不能正常发挥作用，血糖的升高就会刺激胰岛素代偿性分泌增加，以维持高出正常水平的浓度，产生高胰岛素血症。

（三）人体脂肪的分布

因脂肪蓄积的部位不同，肥胖者会表现出不同的体型，大体上可以分为两类，人们形象的称之为苹果型和梨型。苹果型指的是腰部肥大、脂肪集聚在腹部的皮下以及腹部内脏周围，而梨型指的是脂肪积存在臀部和大腿部。男性肥胖主要是苹果型，而妇女肥胖多为梨型。脂肪会在哪里堆积是受人体激素控制的，男子雄性激素的作用让脂肪在腹部聚积，而女子由于雌激素的作用使脂肪存留在臀部和大腿部；妇女绝经以后雌激素的作用减弱了，脂肪又转移到腹部，成为大腹便便的体型。

从审美的角度，不论是苹果型还是梨型都不美观。而从健康的角度，腹部脂肪聚积的苹果型肥胖对健康危害更大，这种腹部肥胖也叫中心型或向心型肥胖，它与多种慢性病的发生有更密切的关联。

我国华西医院的研究人员对300多名志愿者身体脂肪分布的特点进行过研究，发现中国肥胖人群的体脂肪分布与欧美的肥胖人群不同，以中心型肥胖为特点，在体重指数相同情况下，体脂肪含量高于全身性肥胖人群。

腹部脂肪堆积为什么危害更大呢？首先，腹部内脂肪的代谢活跃，脂肪的分解率更高，产生更多的游离脂肪酸进入血液；再有，腹内脂肪因为在腹腔内，肥大脂肪细胞脂解产生的大量游离脂肪酸直接进入肝门脉系统，刺激肝糖原异生和甘油三酯的合成。腹内脂肪增加是胰岛素抵抗的最主要原因。

（四）胰岛素抵抗与多种慢性病的关系

胰岛素抵抗是多种成人代谢缺陷性疾病，如2型糖尿病、高血压、血脂异常的重要原因。

细胞对胰岛素的作用产生了抵抗，血液中的葡萄糖就很难进入细胞内，为了保持血糖的正常水平，胰岛素代偿性分泌增加，形成高胰岛素血症。长此以往，胰岛素β细胞就会由于过度工作，其功能渐渐衰竭，生成的胰岛素就不足以把血糖降低到正常范围。于是，就出现了糖尿病。

胰岛素抵抗带来的代偿性高胰岛素血症也是引起高血压的主要原因之一。血中胰岛素水平升高，作用于肾小管，使钠离子重吸收增加，产生水钠潴留；同时增强交感神经兴奋性，引起心率加快、心输出量增加，直接促进高血压的发生。

胰岛素代偿性地分泌过剩，也会引起甘油三酯合成增加，使血液中低密度脂蛋白胆固醇（坏胆固醇）升高，而高密度脂蛋白胆固醇（好胆固醇）浓度下降。脂质沉积在动脉壁上，形成斑块，使管腔狭窄，它的后果是增加发生冠心病和中风的危险。

三、体脂肪的测量及超重和肥胖的界定

（一）体脂肪的测量方法

1．人体密度法（也叫水下称重法）

是测量体脂肪的"金标准"，人体脂肪组织的比重较低，而非脂肪部分比重较高。人体在水下称重时，根据阿基米德的浮力原理，依照公式可求出人的体积和密度，计算出体脂肪的含量。此法所得结果比较准确，但所用设备不便携带，操作复杂，不能在临床工作中常规使用。

2．计算机X线断层（CT）摄影

在脐水平进行扫描，计算腹腔内脏脂肪面积，是诊断腹型肥胖的最精确的方法，可以分别测量腹部皮下脂肪和内脏脂肪。但操作方法复杂，而且需要昂贵的仪器设备，无法普遍采用。

3．生物电阻抗法

是根据脂肪组织的电阻抗较大，可通过身体导电程度来间接计算人体脂肪组织的比例。此法相对简单、快速，目前在现场调查中应用较多。

4．体重指数法

是目前公认的，估计肥胖程度最简单实用的人体测量学指标。

体重指数，又称体质指数（Body Mass Index，简写为BMI），是根据身高和体重的数值来判断身体脂肪的多少（肥胖的程度）。具体计算公式如下：

体重指数（BMI）＝体重（千克）／身高（米）的平方

例如一位中年男性，他的身高是1.75米，体重78千克，用上述公式计算得到：

BMI＝78 ／ 1.75^2 ＝ 25.5（超重）

用这个指标来衡量身体脂肪的多少，比单独用体重来衡量肥胖程度更接近真实情况。因为高个子的人的体重会比矮个子的人更重，但不能说高个子的人体脂肪一定更高，用BMI来衡量人体肥胖程度，受身高的影响较小。

在实际应用当中，多数人的BMI和身体脂肪的百分含量有明显的相关，也就是说，BMI越高的人，体脂肪占的比重也越大。因此，BMI能够较好地反映身体肥胖的程度。但是这种方法也有它的局限性。例如，对于身材高大、肌肉发达的运动员，BMI值会超过正常范围，而这种BMI的超标是由于肌肉发达而不是体脂肪含量过高造成的。老年人随着年龄的增长，脂肪组织占体重的比例逐渐增加，同样的BMI，老年人的体脂肪比例就会高于年轻人。因此，BMI可能过低地估计老年人的肥胖程度。

5. 腰围

腰围是指腰部周径的长度，目前公认腰围是衡量脂肪在腹部蓄积（中心型肥胖）程度的最简单、实用的指标。正如上文所述，大量研究结果表明，腹部脂肪堆积是导致多种代谢性疾病的重要原因，即使BMI正常，而腰围超过界值，与肥胖相关慢性病的危险性也显著增加。同时应用腰围和BMI可以更好地估测与多种相关疾病危险性的关系。

（二）肥胖程度的分类

根据BMI或腰围的高低，可以将人体肥胖程度分成几个档次，这种划分是根据不同BMI或腰围及其所代表的身体脂肪含量和疾病危险性的关系被人为设定的。

1．根据BMI的分类

（1）世界卫生组织（WHO）根据西方正常人群的BMI值分布及其与心血管疾病发病率和死亡率的关系进行超重和肥胖的划分。将BMI＜18.5列为低体重，BMI在18.5～24.9列为正常范围，BMI在25.0～29.9为超重，BMI≥30.0为肥胖。（附录一）

（2）鉴于亚洲人体脂肪含量比相同BMI的西方人为高，因而WHO标准并不适用于亚洲居民。WHO肥胖专家顾问组建议，各国应收集本国居民肥胖的流行病学以及疾病危险数据，来确定本国人群BMI的分类标准。

我国在BMI与相关疾病的发病率关系方面有过几次大规模调查。2000年，在国际生命科学学会中国办事处中国肥胖问题工作组的组织领导下，对九十年代以来，我国13项大规模流行病学调查，总计约24万成人的数据，分析了BMI与相关疾病患病率的关系，提出对中国成人判断超重和肥胖程度的界限值。BMI＜18.5的人属于体重过低，可能有其他健康问题；BMI在18.5～23.9之间属于体重正常；在24.0～27.9之间为超重，BMI≥28.0则属于肥胖（表1-1）。分析结果表明，BMI≥24.0的人，高血压的患病率是BMI在24以下者的2.5倍,2型糖尿病的患病率是BMI在24以下者的2.0倍。

对于一般人来说，可能更加关心本人的身高、体重是否在正常范围。这里向你推荐一张图，在纵坐标上查到你的身高，再从横坐标上找到你的体重（见附录二）。假定身高1.6米，体重74千克，其交点28.9就是你的BMI。这一数值落入红色区域，表明你属于肥胖的人，应努力去瘦身减肥了。

2．根据腰围的分类

腰围的长度可以反映腹部脂肪聚集的情况。中国肥胖问题工作组根据腰围数值与相关疾病危险性的关系，提出腰围的界限值，男性不超过85厘米（2尺6寸），女性不超过80厘米（2尺4寸）。若达到或超过上述界限值，其高血压的患病率是腰围正常者的2.3倍；2型糖尿病的患病率分别为腰围正常者的2.0～2.5倍。

我国卫生部疾病控制司于2006年将上述BMI与腰围界限值在《中国成人超重和肥胖症预防控制指南》中予以发布。（表1-1）

表1-1 中国成人超重和肥胖的体重指数和腰围界限值与相关疾病*危险的关系				
分类	体重指数（kg/m²）	腰围（cm）		
		男：＜85 女：＜80	男：85～95 女：80～90	男：≥95 女：≥90
体重过低**	＜18.5	…	…	…
体重正常	18.5～23.9	…	增加	高
超重	24.0～27.9	增加	高	极高
肥胖	≥28.0	高	极高	极高

* 相关疾病指高血压、糖尿病、血脂异常和危险因素聚集

** 体重过低可能预示有其他健康问题

不同国家及不同组织对成年人中心型肥胖的腰围切点的划分尚有一定差别。目前，我国临床应用上多采用女性腰围不超过85厘米，男性腰围不超过90厘米。

参考文献

1. 中国肥胖问题工作组数据汇总分析协作组，我国成人体重指数和腰围对相关疾病危险因素异常的预测价值：适宜体重指数和腰围切点的研究，中华流行病学杂志（2002），23（1）：5~10

2. 陈春明、孔灵芝，中华人民共和国卫生部疾病控制司，中国成人超重和肥胖症预防控制指南，人民卫生出版社，2006年4月

3. 世界卫生组织编，牛胜田等译，肥胖的防治，世界卫生组织咨询会报告，人民卫生出版社，2001年11月

4. 中华医学会糖尿病学分会，中国2型糖尿病防治指南，2007年版

5. 陈春明，腰围指标是重要的疾病风险预测工具，中华流行病学杂志（2010），31（6）：601~602

6. 翟屹、赵文华、陈春明，中国中老年人群和高个成年人中心型肥胖的腰围界值点验证，中华流行病学杂志（2010），31（6）：621~625

7. 邵新宇、贾伟平，腹内脂肪与代谢综合征（综述），中华内分泌代谢杂志（2004），20（3）：279~282

8. 陈蕾、贾伟平、项坤三等，肥胖者胰岛素抵抗与总体脂、局部体脂关系的研究，中华内分泌代谢杂志（2001），17（5）：276~279

9．冉兴无、李晓松、童南伟等，中国肥胖人群体脂分布特点及其与心血管危险因素的关系，四川大学学报（医学版）（2004），35（5）：699～703

10．王燕芳，人体脂肪，陈君石主编，膳食脂肪与健康，70～92，辽宁科学技术出版社，2008

11．陈海翎、华琦，《肥胖》，张建、华琦主编，代谢综合征，217～225，人民卫生出版社，2003年10月

第二章

影响肥胖的因素

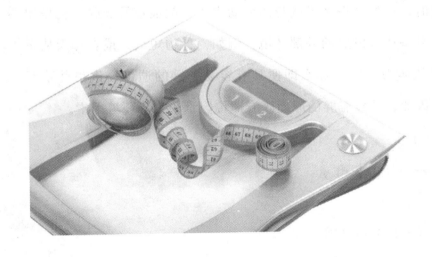

肥胖症的原因是很复杂的，一般把不是由明显的内分泌和代谢疾病引起的肥胖称做单纯性肥胖，占肥胖总人数的95%；先有了某种内分泌疾病而随后引起的肥胖称为继发性肥胖，它不在本书讨论范围之内。

　　有些肥胖症患者常常会说："各种减肥办法对我都无效，我是天生的肥胖体质，喝口凉水都会长肉。"这种看法认为一个人会不会肥胖是先天决定的。的确，在现实生活中，食量大的人不一定都发胖，肥胖与个人的身体素质有关，而身体素质又受到遗传因素的影响。

　　但是，上面的观点是许多人认识上的误区，他们只强调了造成肥胖的遗传因素，因而认为肥胖是不可防不可治的。实际上，遗传因素带给个体的是发生肥胖的易感性，也就是说，不同的人对入大于出（能量正平衡）的外界环境敏感性不同。当外界环境改变时，例如吃得多了或身体活动少了，就很容易长胖。但是如果不具备让人发胖的外部环境，例如，食物短缺，或者每天从事极重的体力劳动，那么即便具有容易发胖的遗传因素也胖不起来。因此，导致肥胖的原因既有遗传因素，也有环境因素。

一、遗传因素

（一）节俭基因

　　话题还得从人类的老祖宗说起。在远古时候，我们的祖先获得食物是没有保障的，今天找到食物就饱餐一顿，如果多少天找不到食物就得挨饿，这就需要他们在饱餐时能将食物中的能量有效地转变成身体脂肪储存起来，以备饥饿时维持生命。在漫长的人类进化过程中，只有那些能长时间耐受饥饿的人，也就是具有所谓"节俭基因型"的人才能生存下来并繁衍后代，这就是今天的人类。这种基因类型的人储存体脂肪的能力很高。当前生活富裕了，很容易得到丰富的食物，人们也就很容易地将获得的多余能量变成体脂肪储存起来，从而引起肥胖症。

（二）对双胞胎的研究

肥胖有一定的家族特点，有些研究结果指出，双亲中有一方肥胖，其子女发生肥胖的几率为40%；若双亲都肥胖，子女的肥胖率可达到70%～80%。

遗传因素的许多研究工作是用单卵双生儿作为受试者进行的。比如，要观察遗传因素对肥胖形成的影响，将几对双胞胎兄弟放在同一环境里，让每个人每天多吃含1000千卡能量的食物，几个月之后，测量他们的身体脂肪。结果发现，如果某一个受试者多吃以后体脂肪增加的多，他的孪生兄弟当摄入能量增加后，体脂肪增加的也多；而另一名受试者在摄入能量增加后体脂肪增加较少，他的孪生兄弟摄入增加后，体脂肪也增加较少。也就是说，在一对双胞胎之间对增加食物的反应很一致，而和另外一对双胞胎之间的差别就比较大。这正好说明遗传因素对体重、体脂肪的增长是有影响的。

（三）瘦素的发现

1950年，英格斯（Ingalls）等几位学者发现一种食欲亢进、特别肥胖的小鼠，其肥胖的原因是一个基因发生了突变，他们把这个基因命名为肥胖基因（ob基因）。1994年底，Zhang等克隆出肥胖基因，并且发现是肥胖基因的表达产物——瘦素（Leptin）在控制小鼠的体重。其后，大鼠和人的肥胖基因也相继被克隆和定位。瘦素的发现使肥胖的遗传研究取得突破性的进展。

瘦素是由脂肪细胞分泌的，是由167个氨基酸组成的蛋白质类激素。它从两个途径控制动物和人的体重：一条途径是通过把体脂肪增加的信号传达给下丘脑的饱食中枢，从而控制进食行为，抑制食欲，减少食物摄入，减少身体脂肪的积累；另一条途径是通过促进身体脂肪组织的生热作用增加能量的消耗。

肥胖基因缺陷是导致肥胖的原因，给先天性瘦素缺乏的肥胖小鼠和肥胖儿童注射瘦素，能够明显抑制其食欲，促进脂肪代谢，使体重明显下降。用瘦素治疗人的肥胖症还处于临床试验阶段。

二、环境因素

（一）进食过量

随着经济的发展，食物供应日益充裕，人们很容易得到他们想要的食物，造成能量摄取过多，而能量消耗相对不足，只要每天吃进的能量比消耗的能量多出200千卡，一个月就能多出6000千卡，可能使体脂肪增加1-2斤。

在2002年中国居民营养与健康状况调查中，调查了4万多名中年人，将他们的能量摄入分为高、中、低三个水平，分析与体重超重和肥胖发生的关系。结果发现，中等能量摄入组与低能量摄入组比较，超重和肥胖发生的风险高出14%，高能量摄入组比低能量摄入组的风险高出34%。

在战争和饥荒年代，谁看到过那么多胖子？经济发达国家比发展中国家肥胖发生率高，我国城市居民比农村居民超重和肥胖发生率高，这些都有力地说明进食过量是造成肥胖的环境因素。

（二）体力活动减少

在现代社会中，机械化的操作代替了繁重的体力劳动，出门乘车代替了徒步行走。吸尘器、洗衣机等的应用大大减轻了家务劳动的负担，工作时间8小时面对电脑，回到家中再玩游戏机，或靠在沙发上看电视，这已经成为许多人习惯的生活方式。日益减少的能量消耗加上越来越多的能量摄入，长期的能量正平衡，又怎能不使人们的体重迅速增长呢？

我国一项大型健康调查结果指出，每天静态生活时间（指看电视、使用电脑或阅读等）越长，超重和肥胖患病率越高。每天静态生活4小时以上的人，比静态生活不足1小时的人，超重和肥胖的患病率增加1倍，糖尿病和高血压的患病率分别增加了50%和18%。

（三）社会影响

由于就业的竞争压力增加，工作繁忙，人们没有在家中备餐的时间，加之商业广告的宣传作用，使得高脂肪、高能量的快餐食品在膳食中的比重增加。

许多商业洽谈都是在饭店的觥筹交错中进行，造就了一个个"成功人士"的啤酒肚。

由于对"怎样才算健康"存在理解上的误区，人们把身体肥胖看成壮实，看成是健康的象征，尤其对于婴幼儿和儿童更是如此。"好一个大胖小子"是对婴幼儿的赞美之词，认为体重高的婴幼儿不容易生病，好带、好养活。

我国的民间习俗中，不论是婚丧嫁娶、逢年过节、朋友相逢、职务升迁等等都离不开聚餐、宴请。在这些场合，进食量会大大增加，大量的肉类和酒类提供很高的能量。

如果有人说，肥胖是一种传染病，你也许会大吃一惊。2007年7月，《新英格兰医学杂志》刊登了一篇调查报告，根据对1万多人的调查得出的结果表明，如果某人的好朋友身材肥胖，他变胖的可能性会增加一半以上；如果某人的兄弟姐妹发胖了，那么他发胖的可能增加40%。当然，这里所指的传染，并不是指通过病毒或细菌传染的，它是一种社会传染病。如果一个人周围很多人的体重在增加，那么他逐渐对肥胖的体型看惯了，在潜移默化之中对可接受的体型发生了观念改变，因此，对自己体重的逐渐增加，也就放松了警惕。上述研究结果强调，应鼓励人们和亲朋好友一同节制饮食和进行运动锻炼。

（四）心理因素

当遇到各种心理压力时，人们往往会用食物来加以排遣。例如，刚刚退休的美国著名的脱口秀主持人奥普拉·温弗瑞，在她的书中就叙述了当年她刚刚调任巴尔的摩市新闻节目主持人时，既要承受单独生活在一个陌生城市里的孤独感，又要承担对新职务缺乏自信的压力。于是她每晚到商场的食品柜台用食物把自己塞得饱饱的，在就餐中度过快乐的时光，然后再回家睡觉。她的体重在两周内增加了5千克。

三、遗传因素与环境因素的相互作用

（一）容易发胖的遗传因素受环境因素的制约

肥胖是由于能量的摄入与消耗不平衡造成的，在同样是能量正平衡的环境下，哪些人更容易发胖，受到遗传因素的影响。但是有同样遗传背景的人，如果环境中没有能量正平衡的条件（比如，处在食物短缺的环境里），就不会表现出肥胖。

（二）遗传因素也会影响后天环境

人的生理情况可以影响他的进食，例如，胃容量大小，进食后胃排空的速度，胃排空到什么程度会有饥饿感而需要再吃食物等等。这些生理情况无疑是受到先天遗传因素影响的。有意思的是，遗传因素也能影响环境，有的人喜欢清净，有的人喜欢热闹，这种性格特点多半是与生俱来的。爱热闹的人就会常常创造一个与其他人共同进餐的环境。据调查，与他人共同进餐会比一个人单独进餐吃的更多。有的实验结果发现，和一个朋友一起吃饭，比一个人单独吃饭时进食量增加33%，若加两个人一同吃饭可多吃47%。这一方面是吃饭的气氛更热闹了，而且人多了，边吃边说，增加了用餐时间，因此增加了进食量。这样，先天的遗传特性又影响了后天的进食环境。

遗传因素和环境因素在肥胖的发生上都有作用。近20年来，人们的基因并没有发生突变，而肥胖的人却迅猛增加，这也能说明食物供应丰富和体力活动减少这一生活条件的变化，起到主导作用。因此，即便从遗传的角度你比别人更容易增加体重，只要下决心，改变生活方式，瘦身减肥是一定能够做到的。

参考文献

1．王陇德主编，中国居民营养与健康状况调查报告之一：综合报告，第1版，人民卫生出版社，2005

2．陈海翎、华琦，"肥胖"，张建、华琦主编：代谢综合征，165～181，人民卫生出版社，2003年10月

3．卢承德、马明福，肥胖症的发病机制，临床内科杂志（2002），19（3）：165～167

4．李洁、王玉侠，肥胖发生机制及减肥方法的研究现状，中国体育科技（2006），42（2）：64～67

5. de Castro JM, Genes, the environment and the control of food intake. British Journal of Nutrition (2004), 92, suppl.1, S59—S62

6. de Castro JM, The time of day of food intake influence overall intake in humans. J Nutr (2001) 134, 104—111

7. Tremblay A, Perusse L and Bounchard C, Energy balance and body—weight stability: impact of gene—environment interactions. British Journal of Nutrition (2004), 92, suppl.1, S63—S66

第三章

营养学基础知识

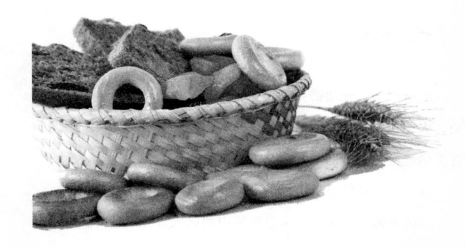

人的生存需要不断从外界环境中获得生命活动所需要的营养物质，这些物质就称为营养素。营养素的功能可以归结为：为人体的各种活动及维持体温提供所需要的能量；提供生长发育及构成细胞组织更新所需要的材料；调节生理活动，使机体内的物质代谢能够协调运行。

人体所需要的营养素可分为五大类，它们是：碳水化合物、蛋白质、脂类、维生素、常量元素和微量元素。也有人主张把水和膳食纤维也加入其中，则达到七大类。

碳水化合物、蛋白质和脂类因为需要量大，被称为宏量营养素，这三者是为人体提供能量的三大营养素。维生素和常量及微量元素的需要量相对较少，被合称为微量营养素。

人体的必需营养素有40多种，本章不打算对它们进行一一叙述。只对提供能量的三大营养素，即碳水化合物、蛋白质和脂类，以及我国居民膳食中摄入不足的几种微量营养素加以重点介绍。

一、能量

正像汽车的开动需要燃料一样，为了维持生命，从事各种活动，人体也需要能量供应。即使在睡眠状态，为了心脏的跳动、呼吸的进行、腺体的分泌等，也都需要能量。

（一）人体的能量来源

人体的能量供应主要来自食物中的三大营养素：1克碳水化

合物经消化吸收后，在体内氧化产生16.7千焦耳（4千卡）的能量；1克蛋白质在体内氧化产生16.9千焦耳（4千卡）能量；1克脂肪在体内氧化产生37.56千焦耳（9千卡）能量。此外，1克酒精在体内可产生29.29千焦耳（7千卡）能量。

（二）人体的能量消耗

　　以上介绍了人体的能量来源。人体又从哪些途径消耗能量呢？成年人的能量消耗有三个途径：

　　其一是基础代谢，它是指机体在清醒、空腹和安静状态下，用于维持体温、心跳、呼吸等最基本的生命活动所消耗的能量。

　　其二是食物的热效应（也称做食物的特殊动力作用），它是指进食后，食物在消化、吸收、运转过程中所消耗的能量。这部分消耗能量的多少和吃进的食物成分有关系，吃进蛋白质含量高的食物，热效应最大，也就是吃进高蛋白质食物后，身体散发热最多，而脂肪和碳水化合物的热效应低于蛋白质。

能量消耗的第三个途径就是身体活动，身体活动的强度越大，持续时间越长，消耗的能量就越多。对于基础代谢和食物的热效应中所消耗的能量，主观上改变它们的余地不大，而身体活动的能量消耗是可以自己掌握的。对于需要减轻体重的人，可以增加活动量，达到能量消耗的目的。

对于婴幼儿、儿童和青少年，除了以上能量消耗的三种途径以外，能量还用在身体的生长发育上。

二、碳水化合物

碳水化合物是由碳、氢、氧三种元素组成的一类化合物，碳、氢、氧的分子之比为 1∶2∶1，其中氢和氧的比例是 2∶1，这和水分子的氢、氧比值相同，因此，被人们称为碳水化合物。

碳水化合物广泛存在于动植物中，是主要的食物能量来源。

（一）碳水化合物的分类

食物中的碳水化合物根据其中所含单糖的数量可以分成糖、寡糖和多糖三类。

1．糖

包括单糖、双糖和糖醇。单糖是不能被水解的最简单的碳水化合物，例如葡萄糖、果糖和半乳糖，它们是自然界双糖、寡糖和多糖的基本组成单位。

双糖是由两分子单糖组成。膳食中主要的双糖如蔗糖，由一分子葡萄糖和一分子果糖组成；乳糖由一分子葡萄糖和一分子半乳糖组成。

糖醇如山梨醇和甘露醇，是一些水果中天然存在的葡萄糖醇。

2．寡糖

又称低聚糖，由 3 ～ 9 个单糖分子组成。如低聚果糖和大豆低聚糖，可作为甜味剂，也可促进肠道益生菌双歧杆菌的增殖。

3．多糖

多糖是由 10 个以上单糖组成的一类碳水化合物，包括：淀粉、膳食纤维、糖原。糖原也称动物淀粉，是存在于动物肝脏和肌肉中的淀粉多糖。

（二）碳水化合物的生理功能

1．供给能量

由碳水化合物供给的能量是膳食能量的主要来源。1 克可消化碳水化合物供给的能量大约是 16.7 千焦耳（4 千卡），体内碳水化合物释放的能量是神经系统和肌肉（包括心肌）的主要能量来源。血糖是人体最方便和快捷的能量来源，血糖快速提供能量，但数量有限，因此，需要一个更大的"能量储备库"以提供不断的补充，这个库就是糖原。

2．构成细胞和组织

糖类以糖脂和糖蛋白的形式分布在细胞膜、细胞浆汁中。脑和神经组织中含有大量糖脂。骨骼、眼球角膜和玻璃体中都含有糖蛋白。糖蛋白也是抗体、酶和激素的组成成分。核糖是构成核酸和核苷酸的必要成分。

3．抗生酮作用（帮助脂肪的彻底氧化）

脂肪在体内氧化所产生的酮体必须与碳水化合物代谢产生的草酰乙酸结合才能被彻底氧化。如果碳水化合物摄入不足，那么脂肪氧化生成的酮体就会在体内积聚。

4．节约蛋白质的作用

当机体有足够的碳水化合物供应能量时，不需要动用蛋白质来提供能量，有节约蛋白质的作用。

（三）血糖的调节

血糖就是指血液中的葡萄糖。血糖的主要来源是食物，尤其是碳水化合物。碳水化合物经消化吸收后，进入血液循环为身体提供可利用的葡萄糖。正常人的血糖浓度保持相对稳定，进食后血糖升高，刺激胰脏分泌胰岛素，阻止了血糖过度升高，餐后2小时，血糖又恢复到餐前水平。

餐后血糖升高的快慢和上升的幅度与吃进的食物有关。各种食物对血糖的影响不一样。1981年，詹金斯（Jenkins）提出用一种叫做血糖生成指数（Glycemix Index，简写为GI）的指标来衡量食物引起餐后血糖升高的情况。

GI是衡量进食某种食物后引起机体血糖反应高低的指标。有些食物如富强粉馒头、精白米饭等，进入胃肠道后很容易被消化吸收，其分解出来的葡萄糖迅速进入血液，血糖很快升高，这种食物的GI值高。而另一些食物，如粗粮、杂粮，它们含膳食纤维较多，消化吸收慢，食物在胃肠停留时间长，葡萄糖释放缓慢，使血液中葡萄糖的峰值较低，血糖反应比较平缓，那么这类食物的 GI 值低。

GI 可以用做选择食物的参考依据。吃进 GI 值低的食物，餐后血糖上升平缓，不会引起胰岛素的大量分泌，仅需少量的胰岛素就能控制血糖在正常范围。而摄入 GI 值高的食物后，血糖快速升高，刺激胰岛素大量分泌，这不仅不利于糖尿病人的血糖控制，而且经常处于高胰岛素水平也会对血管造成损害。

三、蛋白质

蛋白质是构成人体组织器官的重要成分，人体的肌肉和内脏器官，都含有大量蛋白质。蛋白质在人体内具有重要的生理功能。组成蛋白质的氨基酸以不同的排列组合方式可以构成成千上万种功能各不相同的蛋白质。

（一）蛋白质的组成单位

蛋白质是由许多氨基酸连接在一起组成的。不论是人体的蛋白质，还是食物蛋白质，都是由大约20多种氨基酸组成的。一种氨基酸在体内可以通过代谢途径转化成另一种，也可以通过糖类和脂肪的代谢产物来合成氨基酸。但是其中有9种氨基酸在人体内不能生成，或者生成的速度不能满足需要，必须由食物供应，这9种氨基酸称为必需氨基酸，它们是：色氨酸、赖氨酸、苯丙氨酸、蛋氨酸、苏氨酸、亮氨酸、异亮氨酸、缬氨酸和组氨酸。

（二）蛋白质的生理功能

1．蛋白质是构成人体组织器官的重要成分

人体的肌肉、内脏器官乃至骨骼、牙齿都含有大量蛋白质。儿童、青少年需要不断合成生长、发育所需的蛋白质，成年人体内的蛋白质也要不断更新，这些都需要每天从食物中摄入足够的蛋白质。

2．蛋白质构成机体各种生理活性物质

例如携带、输送氧气到全身的血红蛋白，帮助消化吸收的酶蛋白，维持人体免疫功能的免疫蛋白，这些蛋白质都具有重要的调节生理活动的作用。

3．维持体液平衡

血液中的蛋白质能调节渗透压，吸引液体使其保留在血管中。如果蛋白质摄入不足，血液中蛋白质含量下降，则大量体液积聚在血管外细胞间隙，造成水肿。

4．提供能量

每克蛋白质在体内氧化分解产生4千卡能量，膳食中蛋白质提供的能量通常占膳食总能量的10%～20%。

（三）食物蛋白质的营养价值

不同种类的蛋白质和来自不同食物的蛋白质其营养价值并不相同，某一种蛋白质的营养价值是指它被人体利用的程度。这由两方面因素来决定，一方面是该蛋白质在体内是否容易被消化

小贴士：

氨基酸互补与"木桶原理"

用几块木板围起来做成一个木桶，若它们的长度不一样，那么木桶的盛水量就由最短的一块木板来决定。这就是被人们广泛提起的"木桶理论"。蛋白质的营养价值受到9种必需氨基酸中最缺少的一种氨基酸的制约。例如，谷类中的赖氨酸就是那块最短的木板，赖氨酸也就是谷类的限制氨基酸。要想改善这种情况，谷类就要和赖氨酸含量高的肉、蛋、奶、豆等搭配在一起吃，起到氨基酸的互补作用，这将大大提高摄入蛋白质的营养价值。

吸收。例如，整粒大豆中的蛋白质就不如豆腐和豆浆中的大豆蛋白容易被吸收。另一方面要看该蛋白质的氨基酸组成，食物蛋白质的氨基酸组成和人体蛋白质的组成越相近，它的利用率就越高。例如，牛奶、鸡蛋、牛肉等动物来源的蛋白质比小麦、大米等植物来源的蛋白质利用效率更好。

（四）蛋白质的主要食物来源

大豆蛋白质含量高达36%～40%，其他豆类，如红小豆、绿豆，蛋白质含量约在20%。肉类（包括畜、禽及鱼虾）含蛋白质15%～20%。蛋类的蛋白质含量在11%～14%。牛奶的蛋白质含量约为3%。以上来源的蛋白质都属于优质蛋白质，应占膳食蛋白质总量的1/3到1/2。

谷类的蛋白质含量在10%左右，虽然含量不算高，但谷类是人们的主食，摄入量大，仍然是膳食蛋白质的重要来源。

四、脂类

食物中的脂类包括脂肪和类脂两部分。

脂肪：动物来源的脂肪，像牛油、羊油、猪油等；植物来源的脂肪，如花生油、豆油、玉米油、菜籽油、橄榄油等。脂肪是由一分子甘油和三分子脂肪酸组成，所以脂肪也叫甘油三酯。

类脂：包括磷脂、糖脂、固醇（人们关注的胆固醇就是固醇中的一种）。

（一）脂肪酸的分类及其对人体心血管系统健康的影响

构成脂肪的脂肪酸按它的分子结构不同被分成许多类，读者很难记住这些名称，但是膳食脂肪酸由于结构不同，它们在人体中的作用也就有差别。近年来，关于膳食中脂肪酸与人体健康关系的研究，又取得许多新进展，因此，我们需要耐心地熟悉这些脂肪酸。

1．饱和脂肪酸

是指脂肪酸分子的碳链上没有双键的脂肪酸。动物脂肪，如猪油、牛油，以及热带植物油，如棕榈油和椰子油中含饱和脂肪酸较高。饱和脂肪酸有使血液中总胆固醇和低密度脂蛋白胆固醇（坏胆固醇）升高的作用，所以不宜多吃。饱和脂肪酸含量高的食物还有肥肉、鸡皮、鸭皮等。

2．单不饱和脂肪酸

是指脂肪酸分子的碳链上只有一个双键的脂肪酸。橄榄油和茶子油中含量高。地中海地区居民心脏病的发病率低，这和他们吃单不饱和脂肪酸较多有关。单不饱和脂肪酸有降低血中低密度脂蛋白胆固醇（坏胆固醇）的作用，并且还能使高密度脂蛋白胆固醇（好胆固醇）保持在较高的水平。

3．多不饱和脂肪酸和必需脂肪酸

多不饱和脂肪酸是指在脂肪酸分子的碳链上含有两个以上双键的脂肪酸。其中亚油酸和α-亚麻酸在人体内不能合成，必须从膳食中获得，这两种脂肪酸称为必需脂肪酸。花生油、玉米油、葵花子油、芝麻油、豆油中含量较高。

多不饱和脂肪酸虽然具有降血脂等多方面的作用，但容易发生脂质过氧化反应，产生自由基，对细胞造成一定损伤，因此也不宜过多食用。在选择食用油脂时要考虑上述三种脂肪酸的合适比例。膳食脂肪中饱和脂肪酸、单不饱和脂肪酸和多不饱和脂肪酸的比例以在1：1.5：1为宜。

多不饱和脂肪酸又包括n_3-系列和n_6-系列。n_3-系列多不饱和脂肪酸是指脂肪酸分子中第一个不饱和双键出现在第3个碳原子的后面（从甲基端数起）。n_6-系列是指脂肪酸分子中第一个不饱和双键出现在第6个碳原子后面。n_3-系列中包括了亚麻酸，也包括长链的二十碳五烯酸（EPA）和二十二碳六烯酸（DHA）。这些n_3-系列脂肪酸的健康效益，近年来受到广泛的关注。

脂肪酸的结构与命名举例见附录四。

1975年，科学家称，爱斯基摩人虽然脂肪摄入量很高，但他们的心血管疾病发病率却较低，这和他们大量摄入鱼油有关。深海鱼油含EPA和DHA较高。这两种n_3-系列的长链多不饱和脂肪酸有降低血中甘油三酯和抗血栓形成等作用，因而可减少患心血管系统疾病的风险。还有证据表明，EPA和DHA可以预防人体老化过程中的退行性病变。

食用油名称	饱和脂肪酸	单不饱和脂肪酸	多不饱和脂肪酸		其他脂肪酸
			亚油酸	亚麻酸	
猪油	43.2	47.9	8.9	----	0
玉米油	14.5	27.7	56.4	0.6	0.8
棕榈油	43.4	44.4	12.1	----	0.1
橄榄油	13.0	72.0	9.0	1.0	5.0
茶子油	10.0	78.8	10.0	1.1	0.1
菜子油	13.2	58.8	16.3	8.4	3.2
花生油	18.5	40.8	37.9	0.4	2.4
豆油	15.9	24.7	51.7	6.7	1.0
葵花子油	14.0	19.3	63.2	4.5	0
芝麻油	14.1	39.4	45.6	0.8	0.1

表3-1　常用食用油脂中主要脂肪酸的组成（百分数）

4．反式脂肪酸

"反式脂肪酸"一词在2010年秋季以前对中国的一些食品企业和广大消费者还是一个陌生的名词，但之后成为一个极热门的话题，这可能是源于媒体的报道。报道中提到人们常吃的面包、饼干、蛋糕等食品中广泛使用的氢化油中含有大量反式脂肪酸，对人体健康危害很大……这引起人们广泛的关注。有的人甚至把它看成"毒物"，似乎一夜之间人人喊打，草木皆兵。我们究竟应该怎样看待反式脂肪酸的问题呢？

（1）什么是反式脂肪酸。自然界中存在的不饱和脂肪酸大部分是顺式结构，也就是在不饱和双键处的两个氢原子都在同一方向。当植物油在催化剂的作用下，将氢加到不饱和脂肪酸双键位置上，使双键处的两个氢原子处在相反的方向，就成为反式脂肪酸。

植物油加工氢化后，其所含饱和脂肪酸部分转化成反式脂肪酸，原来液体状态的油发生物理性质改变，呈固体状态或半固体状态，便于储存和运输，并可延长保存期。氢化油的起酥性好，优化了食品的口感和风味，因此，在食品生产中被广泛应用。

（2）反式脂肪酸对健康的影响。研究发现，反式脂肪酸能使血清总胆固醇和低密度脂蛋白胆固醇（坏胆固醇）增加，使高密度脂蛋白胆固醇（好胆固醇）降低，从而增加患心血管疾病的风险，危害比饱和脂肪酸更大。

（3）国际上的管理措施。WHO建议，每人每天从反式脂肪酸供应的能量不得超过膳食总能量的1%。若按成人每日摄入能量2000千卡计算，反式脂肪酸的摄入量每天不应超过2.2克。美国、加拿大、丹麦等一些国家制定了法规，限制反式脂肪酸的应用。

（4）我国一些专家的意见和政府部门进行的工作。反式脂肪酸是食物中一种不利于健康的成分，应该少吃。虽然目前我国居民反式脂肪酸的平均摄入量远低于欧美等国家居民，但是，随着我国居民饮食西方化的趋势，对反式脂肪酸的问题也应该引起重视，不可掉以轻心，但也无需草木皆兵，引起恐慌。

卫生部已组织展开反式脂肪酸风险监测评估工作，并将在风险评估的基础上，组织开展相关标准的制定工作。在2010年发布的婴儿配方食品国家标准中，已规定原料中不得使用氢化油脂，终产品中反式脂肪酸最高含量应当小于总脂肪酸的3%。可见国家对婴幼儿食品已有明确的保护措施。

（5）反式脂肪酸含量高的食物有：蛋黄派、奶油蛋糕、起酥点心、曲奇、威化饼干、夹心饼干、高油脂面包、奶茶、咖啡伴侣等。

（二）类脂

类脂中和我们膳食关系比较大的就是固醇类中的胆固醇。胆固醇在人体内有重要的生理作用。它是生物细胞膜和神经纤维的重要成分，还是体内合成维生素D_3、胆汁酸以及性激素、肾上腺皮质激素等的原料。人体内的胆固醇有两个来源，其一是体内合成的，其二是从食物中摄入的。胆固醇吃多了会使血液中胆固醇含量升高，引起动脉粥样硬化和冠心病。人们对膳食中胆固醇引起血脂升高的敏感性有个体差异。心脏病医生和营养学家都建议，一般成人要把每天胆固醇摄入量限制在300毫克以下。如果你已经是血脂异常的人，就应限制得更严，要限制在200毫克以内。胆固醇只在动物性食物中才有，动物内脏和蛋黄中含量高。（表3-2）

表3-2	食物中胆固醇含量举例（mg/100g可食部）		
食物名称	胆固醇含量	食物名称	胆固醇含量
牛奶	15	猪油	98
鲤鱼	84	猪肝	288
牛肉（瘦）	58	鸡蛋	585
猪肉（瘦）	80	鸡蛋黄	1510
鸡胸肉	82	牛脑	2447

五、维生素

维生素是一大类有机化合物，它们不是人体能量的来源，也不是构成机体成分的原材料，但却是维持机体生命过程所必不可少的。它们在人体内不能合成或合成量不足，必须由食物供给。当摄入量严重不足时就会发生维生素缺乏症。有些维生素具有抗氧化性质，它们和预防一些慢性退行性疾病的发生有密切关系。

维生素可分为脂溶性和水溶性两类，脂溶性维生素有 4 种，水溶性有 10 种。（表 3-3）

表3-3 人体需要的14种维生素	
脂溶性维生素	水溶性维生素
维生素A（视黄醇） 维生素D 维生素E 维生素K	维生素B_1（硫胺素） 维生素B_2（核黄素） 尼克酸（烟酸） 叶酸 维生素B_6 维生素B_{12} 泛酸 生物素 胆碱 维生素C（抗坏血酸）

（一）我国居民膳食中供给不足的维生素

根据2002年我国各省数十万居民的膳食调查结果，我国居民膳食中摄入不足的维生素有维生素A、维生素B_1和维生素B_2等几种。其中亟待解决的是维生素A缺乏，它的摄入量仅达到需要量的60%~70%。

（二）维生素A和胡萝卜素

维生素A也称视黄醇，顾名思义它和视力有关。中国古书中对动物肝脏（维生素A含量极高）可以明目早有记载，古希腊的希波克拉底也提出肝脏可以治疗夜盲症。

维生素A缺乏可使眼角膜干燥，发生溃疡，甚至穿孔。全世界每年有数万名儿童因缺乏维生素A而造成失明。根据血液中维生素A的含量，中国3~12岁儿童中有9.3%的孩子缺乏维生素

A，但极少有人达到失明的严重情况。维生素A在生长、生殖、骨骼发育和维持上皮组织结构的完整上都起到至关重要的作用。维生素A缺乏的婴幼儿容易感染腹泻和急性呼吸道疾病。

动物肝脏、蛋黄、鱼油等动物性食物富含维生素A，来自植物性食物中的胡萝卜素（维生素A原）在体内也可转化成维生素A。深绿色蔬菜（菠菜、西兰花、油菜、芥蓝等）及橙黄色蔬菜水果（胡萝卜、芒果、柿子等）是胡萝卜素的良好来源。我国居民膳食中维生素A大部分是从胡萝卜素转化而来的。

六、常量元素和微量元素

人体必需的常量元素是指那些含量大于体重万分之一的元素，共有7种，它们是：钙、磷、钾、钠、镁、氯和硫。含量小于人体重量万分之一的称为微量元素，共有8种，它们是：铁、锌、铜、碘、钴、钼、铬和硒。在上述元素中，我国居民摄入严重不足的是钙，膳食中铁因吸收率低，铁缺乏问题也很普遍。

（一）铁

1．铁缺乏的流行情况

全世界约有1/3人口有缺铁问题，根据2002年我国居民营养与健康状况调查，我国人民也普遍存在铁缺乏问题。从膳食调查结果计算得到，我国人民铁摄入量达到每日23.2毫克（标准人日），但其中可吸收铁却很低。调查结果表明，我国2岁以下儿童的贫血患病率达到31.1%，育龄妇女为19.9%，60岁以上老年人贫血患病率为29.1%，成年男子贫血患病率也达10.9%。

2．铁的生理功能及铁缺乏问题

（1）铁是血红蛋白和肌红蛋白的原料。血红蛋白在肺内与氧结合，在组织中与二氧化碳结合，这种特性决定了氧气可以从肺泡毛细血管转运到周围组织。肌红蛋白的基本功能是在肌肉中转运和储存氧。

（2）维持正常的造血功能。铁在骨髓造血细胞中与卟啉结合形成高铁血红素，再与珠蛋白结合成血红蛋白。缺铁可影响血红蛋白的合成，引起缺铁性贫血。

（3）铁对维持正常脑功能至关重要。缺铁主要影响注意力和记忆调节过程，影响儿童早期或后期发育阶段的认知能力，并且在以后补充铁也难以恢复。

（4）铁缺乏影响机体免疫力和抗感染能力。

（5）贫血对成年人劳动生产能力有直接影响，老人贫血会影响健康和活力。

3．膳食中铁的吸收

根据膳食调查，我国居民铁的摄入量并不低，为何缺铁性贫血还普遍存在？这主要是由于我国居民膳食中的铁主要来源于植物性食物，也就是非血红素铁。非血红素铁在人体的吸收率很低，一般为3%～5%，不超过10%。而富含血红素铁的动物性食物中铁的吸收率则高出几倍，其中肉类和肝脏的吸收率在22%，鱼肉为11%。

4．铁缺乏的防治措施

（1）通过健康教育引起社会各界认识铁缺乏的危害，指导人们科学、合理的选择食物，安排膳食。

（2）提高食物中铁的吸收利用，例如，增加维生素C的摄入以增加铁的吸收；避免干扰铁吸收的因素，例如，进餐时不要同时饮用酚类含量高的浓茶或咖啡。

（3）采用食物强化方法增加居民铁的摄入量。世界上许多国家早已选择食物强化方法来预防铁缺乏，其中重要的是如何选择铁剂使食物的感官性状可以被接受，以及如何选择被强化的载体。早年有人建议在糖果中强化铁，那是很危险的，儿童若不限量地吃这些糖果就会因铁摄入过量而有损健康。国外在粉状粮食中强化铁已有多年历史，经我国卫生部批准推行的铁强化酱油，在预防和控制缺铁性贫血的试点工作中已取得良好的效果。

（二）钙

1．钙的生理功能

钙具有重要的生理功能，一方面它是构成骨矿物质的主要成分，占骨矿物质总量的40%。骨矿物质使骨骼具有一定的强度，起到对身体的支撑作用。骨骼相互连接构成一定形状的腔隙，对腔隙内部的器官具有保护作用。同时，骨骼也是人体钙的储存库。另一方面钙具有调节多种生理活动的作用，例如神经冲动的传导、肌肉收缩、血液凝固等都需要钙离子的参与。当摄入钙不足时，血钙浓度下降，此时骨骼中的钙就会溶出，释放到血液中以维持血钙恒定、保障生理活动正常进行。所以，钙摄入不足的主要表现是影响骨骼的健康。儿童缺钙可引起佝偻病，青少年缺钙使骨密度不能达到应有的峰值，没有足够的骨钙储备。老年人钙摄入不足，骨钙的丢失加速，导致骨质疏松和骨折。

2. 我国居民钙的营养状况

钙摄入不足是世界性的营养问题，因为人们常吃的粮谷类和鱼、禽、蛋、肉等的含钙量都很低。我国居民摄钙不足尤其突出，根据2002年全国居民营养与健康状况调查结果，钙是我国居民摄入量与需要量差距最大的营养素之一，平均每标准人日的摄入量尚达不到推荐摄入量的一半。这和我们的膳食结构有关，因为奶类是膳食中钙的最主要来源，而我国居民平均每人每天奶及奶制品的摄入量只有26.5克，广大农村地区每人每天平均只摄入11.4克。虽然近年来城市居民饮奶的人逐年增加，但农村地区缺少奶类供应的问题一时还难以解决。

3. 钙的主要食物来源

怎样才能提高我国居民钙的摄入量呢？除了奶类以外，深绿色叶菜和豆制品等也是钙的丰富来源，可以尽量多吃这些食物。下表列出常用食物中钙的含量。（表3-4）

表3-4	一些常用食物的含钙量（mg/100g可食部）		
食物名称	含钙量	食物名称	含钙量
猪肉（瘦）	6	油菜	108
牛肉（瘦）	9	小白菜	90
带鱼	28	白萝卜	36
鸡蛋	44	茄子	24
牛奶	104	冬瓜	19
黄豆	191	苹果	5
豆腐	164	鸭梨	4
豆腐（内酯）	17	芝麻酱	1170
稻米	13	虾皮	991
富强粉	27	海带（水浸）	241

从上表中可以看到，牛奶、大豆及其制品以及深色叶菜的钙含量较高，虾皮、芝麻酱等的含钙量也很高。但要注意的是，我们吃这些食物的量不会很多。例如，每天吃虾皮、麻酱等也不过25克、50克，而饮奶和吃蔬菜则每天可以吃进250克，甚至500克。

深绿色叶菜的含钙量比浅色蔬菜要高出几倍，但是菠菜、苋菜等的草酸含量高，草酸和钙结合以后就不能被人体吸收了，因此可以将菠菜焯水去掉草酸后再吃。

4．补充钙剂不能过量

我国成人钙的推荐摄入量是每人每天800毫克，11～18岁前青少年及 50 岁以上中老年人推荐摄入量是每人每天 1000 毫克。对于不吃奶制品的人是很难达到这个标准的。若不能从膳食中摄入足够的钙，也可以适量服用钙片等钙剂加以补充。一般市售钙剂，如碳酸钙、柠檬酸钙、葡萄糖酸钙等，所含钙在成人体内的吸收率在 30% 左右，和牛奶中钙的吸收率相近。

最近媒体上对补钙的安全性有许多质疑，一般情况下，补钙是安全的。即便如此，也要注意补充钙剂不能过量。中国营养学会提出钙的可耐受的最高限量是每人每天不超过 2000 毫克。市售钙片一般每片含钙 300 毫克或 600 毫克，若每天补充 300 毫克或 600 毫克的钙剂是不会过量的。但笔者注意到市场上有许多强化了钙的食品，其中像钙奶面包、加钙挂面等，并不标明加了多少钙，若盲目地从各种途径补充钙，就会有过量的危险。

七、膳食纤维

（一）膳食纤维的定义

膳食纤维对普通人来说是一类既陌生又熟悉的食物成分。它不是营养素，但因具有重要生理功能因而受到营养学家的重视，并常常在电视、报刊等的健康节目中被提及，也有人称之为第七类营养素。

膳食纤维的确切定义在国际上仍存在争议。膳食纤维是植物可以食用的部分，是聚合度不低于 3 的碳水化合物的聚合物，在人体小肠中不被吸收，在大肠中可被微生物群酵解。膳食纤维包括果胶、树胶、粘胶、纤维素、半纤维素以及木质素等。

（二）膳食纤维的生理功能

具有促进肠道蠕动和吸水膨胀的特性，有利于排便作用。因减少粪便在肠道停留的时间，可能减少结肠癌的发生。

膳食纤维可减少胆固醇的吸收，降低血浆中总胆固醇和低密度脂蛋白胆固醇（坏胆固醇）的浓度，从而降低冠心病的风险。

膳食纤维可以延迟食物在胃中的排空和葡萄糖的吸收，因此，减少餐后血糖和胰岛素的快速升高，有利于糖尿病患者的血糖控制。

富含膳食纤维的食物多为体积大、能量密度低，可以增加饱腹感，减少能量摄入，在控制体重上作用很大。

（三）膳食纤维的主要食物来源和适宜摄入量

膳食纤维的主要食物来源是谷类、豆类和蔬菜、水果。谷粒外层膳食纤维含量高，因此，全麦粉中膳食纤维含量比精制的富强粉高很多。

膳食纤维摄入过多会引起胃肠不适及可能降低某些矿物质的生物利用度。世界各国对成年人膳食纤维的推荐摄入量存在差异，但大多在每日 20 ～ 30 克范围内。

参考文献

1. 中国营养学会，中国居民膳食营养素参考摄入量，中国轻工业出版社，2000

2．王陇德主编，中国居民营养与健康状况调查报告之一：综合报告，第1版，人民卫生出版社，2005

3．葛可佑主编，中国营养科学全书，人民卫生出版社，2004

4．杨月欣等主编，中国食物成分表，北京大学医学出版社，2002

5．赵熙和，老年人钙营养问题，老年医学与保健（2004），10（2）：78～80

6．张坚，膳食反式脂肪酸研究进展及安全管理，中国食品卫生杂志（2011），23（3）：282-286

7．Juliet Gray，Dietary fibre，ILSI Europe，2006

第四章

合理营养　平衡膳食

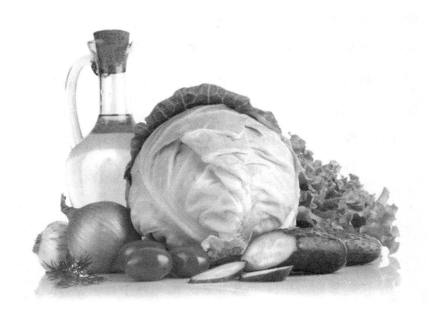

合理营养为人体健康提供了重要的物质保证，平衡膳食是合理营养的基础。平衡膳食是能够为人体健康的需要提供既不缺乏，也不过剩的全面营养成分的均衡膳食。

为了保持健康体重，需要控制膳食。在合理安排控制体重的膳食中，也要运用平衡膳食的原则。

一、平衡膳食的基本要求

（一）平衡膳食应能提供人体需要的、数量充足的各种营养素，但又不过剩

前文已经提到，人体必须从膳食中获得的营养素有40多种，缺了哪一种都不行。严重缺乏任何一种必需营养素都会影响健康，甚至危及生命。十六世纪时，英国数千名士兵在海上环球航行中发生一种出血不止的疾病，士兵遭到大量伤亡。以后发现给士兵服用柠檬汁就可以治疗这种疾病，这就是坏血病。其后，从柠檬中分离出维生素 C。因此，维生素 C 也称为抗坏血酸。

哪一种营养素吃得过多也不行。一种营养素过多，会影响其他营养素的吸收，甚至会引起中毒。例如，服用维生素 A 过多就会出现急性和慢性中毒症状。据 2011 年 3 月《北京青年报》报道，东北来京父子三人吃下一整个狗肝，出现头晕及脱皮症状，经 307 医院诊断为维生素 A 中毒，因狗肝中含有大量维生素 A。中国营养学会在推荐营养素的每日适宜摄入量的同时，也提出每种营养素的最高摄入限量，以免摄入过多。

（二）各类食物的搭配要平衡

各类食物所含的营养成分不尽相同，除新生的婴儿可以完全靠母乳或牛奶存活几个月以外，没有其他天然食物能满足人体需要的全部营养素。因此，要将各类食物进行合理搭配，适量食用才能符合需要。

（三）人体摄入的能量与消耗的能量要保持平衡

对成人来说，若每天从饮食中摄入的能量小于机体消耗的能量，人就会消瘦；反之，若摄入能量大于机体消耗的能量，多余的能量就以脂肪形式在体内蓄积，就会超重和肥胖。（参考本书第六章）

对儿童和青少年，摄入能量的一部分要用于生长发育的需要。

二、中国居民膳食指南

为了帮助人民群众采用平衡膳食，以摄取合理营养，促进健康，卫生部发布了《中国居民膳食指南2007》。它根据近年来科学研究的成果，针对我国居民的营养需要及膳食中存在的主要问题，提出了10条指导性的意见，适用于6岁以上的正常人。

"指南"的10条内容是：

一、食物多样，谷类为主，粗细搭配；

二、多吃蔬菜水果和薯类；

三、每天吃奶类、大豆或其制品；

四、常吃适量的鱼、禽、蛋和瘦肉；

五、减少烹调油用量，吃清淡少盐膳食；

六、食不过量，天天运动，保持健康体重；

七、三餐分配要合理，零食要适当；

八、每天足量饮水，合理选择饮料；

九、如饮酒应限量；

十、吃新鲜卫生的食物。

三、对"指南"中几个问题的解读

《中国居民膳食指南》一书已对"指南"的10条内容进行了详尽地论述，本章只对其中部分问题加以解读。

（一）要摄入足量蔬菜水果

最近卫生部开展了以"膳食平衡"为主题的宣教项目，2011年主要倡导增加蔬菜水果的摄入量(据2011年8月北京多家媒体报道)。

蔬菜和水果中膳食纤维的含量丰富，它们也几乎是膳食中维生素C和胡萝卜素的唯一来源。蔬菜水果中含有丰富的矿物质以及有益健康、预防疾病的多种植物化学成分。成人最好每天能吃400～500克新鲜蔬菜和200克以上的水果。但我国居民的实际摄入量远低于此，每人每天平均摄入蔬菜不到300克，摄入水果只有50克，因此，要大力加以宣传。

1. 蔬菜水果的营养特点

黄色和红色水果（如木瓜、杏、芒果）中的胡萝卜素含量很高。例如，每100克芒果肉中含胡萝卜素高达8毫克，相当于成人每日推荐摄入量的两倍。枣、柑橘和浆果中维生素C含量高。每100克鲜枣含维生素C超过200毫克，每天只要吃50克鲜枣就可以达到每天维生素C的推荐摄入量。

蔬菜的品种多于水果，尤其是深色叶菜中钙、维生素B_2、胡萝卜素和维生素K的含量很高，是膳食中这些营养素的重要来源。

深色蔬菜和浅色蔬菜中某些营养素的含量可以有很大差别，例如，深色叶菜中钙和维生素B_2的含量可以比浅色蔬菜高出几倍，而胡萝卜素的含量可以高出几十倍。（表4-1）

表4-1　几种深色和浅色蔬菜中钙、维生素B_2和胡萝卜素含量的比较

类别	食物名称	钙 mg/100g*	维生素B_2 mg/100g*	胡萝卜素 μg/100g*
深色蔬菜	芥蓝	128	0.09	3450
	西兰花	67	0.13	7210
	空心菜	99	0.08	1520
	油菜	108	0.11	620
	小白菜	90	0.09	1680
浅色蔬菜	白萝卜	36	0.03	20
	绿豆芽	9	0.06	20
	冬瓜	19	0.01	80
	茄子	24	0.04	50
	黄瓜	24	0.03	90

* 每100克可食部中的含量

现在已知维生素 K 对骨骼健康至关重要。深绿色叶菜也是膳食中维生素 K 的最佳来源，每 100 克菠菜和西兰花中维生素 K 的含量高达 394 微克、178 微克，而每 100 克白萝卜、香蕉、牛奶、鸡蛋、面粉等的维生素 K 含量还不到 1 微克。

笔者 2005 年对北京市青年妇女的调查结果表明，维生素 K 的每日平均摄入量为 170 微克，虽已达到中国营养学会的推荐量（每人每日 120 微克），但维生素 K 摄入量的个体差异很大，有 1/3 的调查对象每日摄入不足 100 微克。因此，应注意多摄入维生素 K 含量高的深绿色叶菜。

2．蔬菜水果和疾病预防

（1）蔬菜水果与癌症预防。新鲜蔬菜、水果是最好的防癌食物。大量研究证据表明，蔬菜水果的大量消费可以降低口腔、肺、食管及胃肠道等部位癌症发生的风险。这主要是与蔬菜水果中含有的营养成分和非营养素活性化学成分有关。而且，一些非营养素成分的作用可能比营养素的作用更大。这些非营养素的植物化学物质，例如，葱属蔬菜中的大蒜素和二硫醇酮等含硫化合物，十字花科蔬菜中的异硫氰酸盐以及果蔬中广泛存在的多酚类及类黄酮等，它们的抗癌作用都有相关的动物实验或人群流行病学调查证据的支持。看来，蔬菜水果的抗癌作用很可能是多种成分综合作用的结果。

（2）蔬菜水果与心血管疾病的预防。蔬菜水果中的钾含量高，钠含量低，有利于正常血压的维持。

蔬菜水果中的膳食纤维在肠道内与胆汁酸结合排出体外，可降低血胆固醇水平，有利于预防动脉粥样硬化的发生，从而减少冠心病的危险。

3．蔬菜水果摄入与体重控制

蔬菜和水果的水分含量高，能量密度低，体积大。在减肥膳食中，蔬菜水果类食物能增强饱腹感，使人容易接受低能量膳食，达到控制体重的目的。

（二）要掌握肉类和蛋类的适宜摄入量

1．鱼肉、禽肉和畜肉的营养价值

这三种肉类的共同点就是蛋白质含量高，其中瘦肉大约含蛋白质 15% ~ 20%，而且是优质蛋白质。也就是说，这类蛋白质的氨基酸组成更符合人体的需要，因而在人体内的利用率高。肉类所含的铁多为血红素铁，在人体的吸收率远高于植物来源的铁。

减肥膳食应适当提高蛋白质的供能比例。如果完全不吃肉类就很难提高蛋白质的摄入量。在选择肉类食物的时候最好是多"白"少"红"。畜肉被称为"红肉"，鱼肉、禽肉被称为"白肉"。畜肉尤其是猪肉，脂肪含量高，而且以饱和脂肪酸为主，应当加以限制。鱼肉细嫩，容易消化，脂肪含量不高，一般在 1% ~ 3%。海鱼中含有的多不饱和脂肪酸有二十碳五烯酸（EPA）和二十二碳六烯酸（DHA），有降血脂和预防心脑血管病的作用，最适合老年人食用。

2．动物内脏不宜多吃

动物肝脏的维生素 A 含量非常高，例如，每 100 克猪肝含维生素 A 约 5000 微克，每 100 克羊肝含维生素 A 约 21000 微克。根据调查，我国居民维生素 A 的平均摄入量达不到推荐摄入量的标准，如能适量吃一些动物肝脏，可以弥补膳食中维生素 A 的不足。动物内脏还富含叶酸、维生素 B_{12} 以及锌、铜、硒等营养素。但是维生素 A 摄入过多会发生中毒，例如，前文提到的父子三人吃狗肝中毒的事件。如果每周吃一次羊肝，每次吃 100 克，那么，即使不算其他来源的维生素 A，平均每天维生素 A 的摄入量也高达 3000 微克，也就是接近或超过中国营养学会推荐的维生素 A 最高可耐受摄入量（每日 2000 ～ 3000 微克）。此外，动物脏器中胆固醇含量很高，每 100 克猪肝或猪肾含胆固醇在 300 ～ 350 毫克，每 100 克猪脑胆固醇可高达 2000 毫克以上。成人每天胆固醇的摄入量不宜超过 300 毫克，可见动物内脏不能多吃。

3．每天吃鸡蛋不超过一个为好

关于吃鸡蛋的问题不断引发争论，有人害怕蛋黄中含胆固醇高，于是吃鸡蛋时将蛋黄丢掉，也有不少宣传报道中对此大加非议，认为鸡蛋的营养素主要在蛋黄中。的确，蛋黄中含多种维生素，包括 B 族维生素、维生素 A、维生素 D、维生素 E 和维生素 K，以及卵磷脂等。但蛋黄中胆固醇含量很高，一个中等大小的鸡蛋含胆固醇大约 300 毫克。膳食胆固醇摄入增加与血胆固醇升高的关系，每个人的敏感程度虽然不同，但大量研究证据表明对一般人还是应限制每日胆固醇摄入量不超过 300 毫克。所以，每天吃鸡蛋以不超过一个为好。如果还要为吃其他动物性食物留有余地，或者已经血脂超标，那么可以隔天吃一个鸡蛋。

（三）怎样选择烹调用油

烹调用油是膳食中脂肪的重要来源。前一章已经讲述了不同油脂由于各种脂肪酸的含量和比例不同，对人体健康的影响也有很大差别。因此，应该购买哪种烹调油，还是要有所选择。

营养学家建议，每天摄入的脂肪酸中饱和脂肪酸、单不饱和脂肪酸和多不饱和脂肪酸三者的比例大约在 1：1.5：1为好。对一般消费者来说，很难做到完全根据这个比例去选择烹调油。而且，为了各自的商业利益，市场上出现了不同品牌植物油的大战，更令消费者不知所从。因此，要对各种市售烹调油的脂肪酸特点有所了解，才不会被忽悠。

对我国居民烹调油使用情况的调查结果表明，城市居民消费最多的烹调油依次是：色拉油、豆油、菜籽油、花生油等，农村居民消费最多的烹调油依次是：菜籽油、猪油、花生油、豆油等。调查发现，大多数家庭喜欢选择单一油种，也就是说，吃菜籽油的，一年到头主要都吃菜籽油；吃花生油的，一年到头主要都吃花生油。根据上述情况，我们建议：

1．不少居民用猪油作为烹调油，猪油的饱和脂肪酸含量高，如果副食中已经有一些肉类，那么烧菜时最好少用荤油。

2．居民常吃的豆油（包括将豆油精炼后的大豆色拉油）、花生油等都能提供多不饱和脂肪酸，如果在这些品种之外再增加一些单不饱和脂肪酸含量高的茶子油或橄榄油，脂肪酸的比例就更加合理。

3．菜籽油含芥酸高，市售菜籽油中有相当一部分并未去除芥酸，这种菜籽油对心脏不利，应该和其他植物油搭配食用。

4．常年吃同一种油的消费习惯可以改一改，最好不同种的烹调油轮换着吃。这样不同的脂肪酸就可以互相搭配了，也可以避免某些油中可能存在的有害物质摄入过多。

5．市售的调和油就是将多种植物油进行了混合，如果搭配比例恰当，可以起到各种脂肪酸互相取长补短的作用。

（四）饮用水和饮料的选择

2007版的"指南"比上一版增加了关于饮水的内容，这是要提醒大家重视饮水问题。人体一切生化反应都是在液体中进行，若没有足够的水，各种活动无法进行。摄入的营养素都必须通过水的运送才能到达身体各个部位。水摄入不足或疾病引起的脱水，若超过体重的20%即可引起死亡。

1．适宜的饮水量

在温和的天气条件下，从事轻体力活动的成年人，每天水的需要总量大约在2500～3000毫升，这包括三方面的来源：一是直接饮水，二是食物中含有的水，三是蛋白质、脂肪和碳水化合物在体内代谢产生的水。膳食指南建议成人每天要喝6杯水，每杯水量为200毫升。不要等口渴了再喝。饮水量也取决于饮食的总体情况。如果你喝汤、喝粥比较多，也可适当减少直接饮水。

2．怎样选择饮用水

我们可以饮用的水有多种多样：

（1）纯净水。以合格的生活饮用水为水源，用蒸馏或反渗透过滤等方法加工后，密封于容器中。它可以作为日常饮水的补充，但不宜用它全部替代白开水。因为纯净水在除去污染物的同时，也除去了天然水源中的钾、钙、镁、铁、锌等人体所需的矿物质成分，其中特别是钙和镁。

纯净水既有瓶装水也有桶装水。瓶装水在外出旅行时便于携带，销量很高。桶装水配合家用饮水机使用非常方便，可随时选用冷水或热水，因此，在家庭、学校、办公室或旅店等被广泛采用。但要注意，这种水不能放置时间太久，滤芯也要经常更换，否则，就会有细菌滋生。

（2）矿泉水。饮用含有适量矿物质的天然矿泉水对人体健康有好处。要注意的是，关于矿泉水中矿物质含量的标准是根据每人每天饮用 500 毫升矿泉水的情况制订的，如果你每天喝矿泉水大大超过 500 毫升，就有可能喝进某些矿物质太多。

（3）白开水。最方便、最便宜的饮水应该是自来水。自来水出厂时都应该符合《生活饮用水卫生标准》，终生饮用都应该是安全的，但在某些情况下，可能因为在输配水管道中或者在二次供水（高楼水箱储水）过程中受到污染，微生物可能孳生，直接饮用就不安全了。如果将自来水再烧开，成为白开水，喝起来就更加放心了。当水快烧开时，可将壶盖打开，直到沸腾，这样可使水中的有机污染物随着水蒸气挥发出去。长时间存在暖瓶中的水会产生有害物，因此要经常更换。

3．饮水量与能量摄入的关系

笔者注意到，最近一些关于饮水量与能量摄入关系的研究报告。有研究结果指出，随着从食物中摄取的水分增加，可造成能量摄入减少，并与低 BMI 有明显相关。一项对 60 岁以上超重和肥胖老年人的研究结果表明，餐前饮水可降低老年人在就餐时的能量摄入。这方面还需要更多研究结果来加以验证。

4．饮料的选择

饮料是饮用水的重要补充，是经过定量包装的、可以直接饮用或用水冲调后饮用的制品，其酒精含量不超过 0.5%。我国现有饮料可以分为 11 类，有碳酸饮料、果蔬汁饮料、茶饮料、咖啡饮料等。

大多数饮料中，80% 以上的成分都是水。饮料最基本的作用是为人体补充水分，有些饮料还提供一些营养成分，同时也给人带来良好的味觉感受。

（1）含糖饮料与健康。含糖饮料涉及面很广，包括碳酸饮料、果汁、蔬菜汁等等，这也是在我国消费最多的饮料。有证据表明，这种饮料增加了能量摄入，从而增加超重和肥胖的危险。流行病学调查结果表明，含糖饮料的摄入与糖尿病、代谢综合征和冠心病的发病风险有一定关联。对这些结果应该引起关注，不宜大量饮用含糖饮料。

（2）饮茶与健康。在全世界范围，茶和咖啡是饮用最多的两种饮料。茶叶中的茶多酚是重要的抗氧化剂，有利于心血管系统的健康，减弱游离自由基对细胞的损伤，对某些癌症有一定的预防作用。但茶叶中的鞣酸会妨碍铁的吸收。

（3）咖啡饮料与健康。我国喝咖啡的人数日益增多。过去的观点认为，饮咖啡影响钙的吸收，从而影响骨骼健康。现有的研究结果表明，每日饮咖啡在3杯以下（每杯含咖啡因85毫克）不会对骨健康产生不利作用。咖啡除了有助于集中注意力，提高工作效率以外的其他效益正在不断地获得新的证据。例如，长期喝咖啡可以减缓老化性认知功能下降，降低患老年痴呆、帕金森氏病等的风险。但对孕妇和儿童应限制咖啡饮用量。

（五）关注食品卫生问题

食物可以供给人体所需的各种营养素，但同时也会给人体带来各种有害因素。近年来，频繁在食品中检出有毒有害物质，如三聚氰胺、瘦肉精、苏丹红以及最近出现的塑化剂等等。于是，在社会上引起了一定程度的恐慌，"我们还能吃什么？"人们往往容易过高的估计偶然事件的危险性（如坠机事件），而低估普通事件的危险性（例如公路上的车祸事故），但后者致死的人数却远超过坠机死亡的人数。

人们在对待食品安全问题上也有类似的倾向。在当前面临的各种食品安全问题中，食源性疾病，也就是由食物中病原体所导致的食物中毒是头号食品安全问题。但是在人们的认识上，往往更重视化学性污染而忽视食源性疾病。

的确，我们面临了许多食品安全问题，但是有许多问题我们自己无力解决，只有督促和依靠主管部门来加强监督管理。作为个体消费者，我们要树立食品卫生的观念，学习有关食品卫生方面的知识来加强自我保护。

1．严防细菌性食物中毒

家庭中最常见的是细菌性食物中毒，如副溶血性弧菌及沙门氏菌等引起的食物中毒。吃了被这些细菌污染的食物，在几小时或一两天内发生恶心、呕吐、腹痛、腹泻、发热等症状。

（1）大部分细菌性食物中毒是由动物来源的食品引起的。鱼、禽、肉、蛋等蛋白质含量高，容易滋生细菌，发生腐败，采购时要注意生鲜食品的新鲜度。保存中，要防止食物变质。最常用的保存办法，一是冷藏，另一是高温加热。

低温保存可控制细菌的繁殖，一般情况下，肉类在4℃冰箱的冷藏室中，可存放数日，在-10℃以下的冷冻室中可保存数月，-20℃可以保存更长时间。这里要特别注意的是，在冰箱冷藏室（通常4℃～8℃）中储存的食物，取出后要经过加热再食用。有些嗜冷菌可在5℃以下生存，当食物恢复到室温后，这类微生物又可以很快地繁殖。

高温灭菌：在没有冷藏条件时，可将食品高温加热，延长保存时间。例如，将吃剩的饭菜蒸煮20分钟，可杀灭一般致病性微生物。

（2）不能忽视蔬菜等植物性食物引起的细菌感染。2011 年夏季，德国出现肠出血性大肠杆菌疫情，造成 30 多人死亡和 3000 多人患病。最后查出造成如此严重危害的元凶竟是德国人喜欢拌在沙拉中生吃的豆芽。媒体在报道这一消息时所用的标题是"豆芽本无错，煮食更健康"。生菜若经过沸水焯一下或用急火爆炒一下就更加安全。

2．注意蔬菜、水果的腐烂变质，去除农药残留

苹果、梨、桃等水果在储存过程中容易霉烂，产生毒素（如展青霉素），当发现小块烂斑时，展青霉素已经污染了周围其他部分，这时应将整个水果丢弃。

新鲜蔬菜在较高温度下存放时可产生亚硝酸盐，对人体产生不利影响。保存蔬菜水果的适宜温度是 0℃左右，但也不宜长时间存放。

去除农药残留。购进的蔬菜先用清水洗净后放入水中浸泡 10 分钟，再用清水冲洗，即可除去作物表面大部分农药残留。对黄瓜、茄子等瓜菜类削去外皮后也可大大减少农药残留。加热烹调可破坏某些热不稳定农药，如水煮菠菜可破坏残留的马拉硫磷农药。

3．采购食品时应去正规的商场和超市

正规企业比较注重食品质量。不要贪图便宜购买街边无照小商小贩的食品，他们有可能逃避工商监管部门的监督，而将未经检疫和被污染的食品出售给消费者。最近在新闻报道中连续看到无照商贩超量使用亚硝酸盐加工肉类食品致人严重中毒和死亡的事件，消费者在几个小时内因急性中毒而死。千万不能掉以轻心！

参考文献

1．中国营养学会，中国居民膳食指南，西藏人民出版社，2010年12月

2．王光亚主编，食物成分表（全国代表值），人民卫生出版社，1991

3．何宇纳，中国居民烹调油的消费特点，中国烹调油消费与健康专题研讨会论文汇编，2006

4．World Cancer Research Fund, American Institute for Cancer Research, Food, Nutrition, Physical Activity and the Prevention of Cancer. part 3, Recommendations. 2007

5．US Department of Agriculture, US Department of Health and Human Services, Report of the Dietary Guidelines Advisory Committee on the Dietary Guidelines for Americans 2010

6．Jane V. Higdon and Balz Frei, Coffee and Health: A Review of Recent Human Research, Critical Reviews in Food Science and Nutrition, (2006) 46:101—123

第五章

食物的能量值及营养素含量

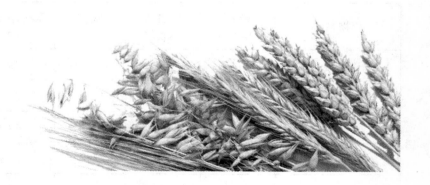

一、食物的能量值及三大营养素含量

本书第三章已经讲述了人体的能量来源主要是食物中的碳水化合物、脂肪和蛋白质这三大营养素在体内氧化所产生。此外，饮酒的人也会从酒精中获得部分能量。为了制定控制体重的食谱，我们除了需要了解各种食物的能量值，还需要了解三大供能营养素碳水化合物、脂肪和蛋白质的含量。

表5-1给出的食物能量值和三大营养素含量，数值是指每100克市售品中的含量。能量值是以千卡（Kcal）表示的。1千卡=4.184千焦（KJ）。

一般食物成分表中列出的是每100克食物中可食部分的营养素含量。而有些食物如鱼虾、排骨及水果、坚果等，在买来的市售品中有相当一部分（如鱼骨、蛋壳、香蕉皮等）不能食用，因此市售品和可食部中的营养素含量就不同了。为了免去读者进行折算的麻烦，本表给出的是市售品中的含量，便于读者使用。

表5-1 食物的能量值及三大营养素含量 （每100g市售品中含量）				
食物名称	能量 （Kcal）	蛋白质 （g）	脂肪 （g）	碳水化合物 （g）
1. 谷类薯类				
稻米	346	7.5	0.7	77.4
紫米	333	9.4	2.5	68.3
小米	358	9.0	3.1	73.5
大米饭	117	2.6	0.3	26.0
大米粥	46	1.1	0.3	9.8

富强粉	350	10.3	1.1	74.6
馒头（富强粉）	208	6.2	1.2	43.2
生切面（富强粉）	285	9.3	1.1	59.5
烙饼	255	7.5	2.3	51.0
油条	386	6.9	17.6	50.1
烧饼	326	11.5	9.9	47.6
面包	270	8.3	4.7	48.5
苏打饼干	408	8.4	7.7	76.2
玉米粉	340	8.1	3.3	69.6
莜麦面	385	12.2	7.2	67.8
燕麦片	367	15.0	6.7	61.6
鲜玉米	49	1.8	0.6	9.2
红薯（生）	89	1.0	0.2	20.8
2. 豆类及豆制品				
黄豆	359	35.1	16.0	18.6
绿豆	316	21.6	0.8	55.6
红小豆	309	20.2	0.6	55.7
红豆沙	243	5.5	1.9	51.0
北豆腐	98	12.2	4.8	1.5
内酯豆腐	49	5.0	1.9	2.9
豆腐干	147	15.8	7.8	3.3
素什锦	173	14.0	10.2	6.3

腐竹	459	44.6	21.7	21.3
豆浆	13	1.8	0.7	0

3. 奶类蛋类

牛奶	54	3.0	3.2	3.4
低脂牛奶	43	2.9	1.3	5.0
酸奶	72	2.5	2.7	9.3
低脂酸奶	48	3.2	0.3	8.2
奶粉（全脂）	478	20.1	21.2	51.7
鸡蛋	137	11.3	9.8	1.1
松花蛋	154	12.8	9.6	4.0

4. 畜禽类

瘦猪肉	143	20.3	6.2	1.5
肥瘦猪肉	395	13.2	37.0	2.4
猪排骨	200	12.0	16.6	0.5
肉肠	272	12.0	22.9	4.6
叉烧肉	279	23.8	16.9	7.9
瘦牛肉	106	20.2	2.3	1.2
酱牛肉	246	31.4	11.9	3.2
瘦羊肉	118	20.5	3.9	0.2
肥瘦羊肉	198	19.0	14.1	0
羊肉串（电烤）	234	26.4	11.6	6.0
猪肝	129	19.3	3.5	5.0

鸡胸肉	133	19.4	5.0	2.5
鸡腿	125	11.3	9.0	0
鸡翅	134	12.0	8.1	3.2
烤鸭	349	13.3	30.7	4.8
烤鸡	175	16.4	12.2	0.1

5. 鱼虾类

草鱼	65	9.6	3.0	0
鲤鱼	59	9.5	2.2	0.3
带鱼	96	13.4	3.7	2.4
基围虾	61	10.9	0.8	2.3
海米（干）	195	43.7	2.6	0
虾皮	153	30.7	2.2	2.5

6. 蔬菜类

大白菜	12	1.2	0.1	1.7
菠菜	21	2.3	0.3	2.5
油菜	20	1.6	0.4	2.3
小白菜	12	1.2	0.2	1.3
西兰花	27	3.4	0.5	2.3
菜花	20	1.7	0.2	2.8
芥蓝	15	2.2	0.3	0.8
茼蒿	15	1.4	0.2	2.0
圆白菜	19	1.3	0.2	3.1

韭菜	23	2.2	0.4	2.9
扁豆	34	2.5	0.2	5.6
毛豆（带荚）	65	6.9	2.6	3.4
豌豆（带荚）	44	3.1	0.1	7.6
绿豆芽	18	2.1	0.1	2.1
黄瓜	14	0.7	0.2	2.2
冬瓜	8.8	0.3	0.2	1.5
南瓜	18	0.6	0.1	3.8
西红柿	18	0.9	0.2	3.4
茄子	20	1.0	0.2	3.3
柿子椒	18	0.8	0.2	3.3
白萝卜	19	0.9	0.1	3.8
胡萝卜（红）	36	1.0	0.2	7.4
洋葱头	35	1.0	0.2	7.3
7. 水果及干果				
苹果	38	0.6	0.3	8.2
梨	35	0.2	0.2	8.2
柑	33	0.5	0.2	7.5
桃	38	0.6	0.1	8.8
香蕉	54	0.8	0.1	12.3
葡萄（巨峰）	42	0.3	0.2	9.7
草莓	29	1.0	0.2	5.8

鲜枣	106	1.0	0.3	24.9
西瓜	20	0.3	0.3	4.1
大枣（干）	232	2.8	0.4	54.2
花生仁（炒）	581	24.1	44.4	21.2
葵花子（炒）	320	11.8	27.4	6.5
南瓜子（白瓜子）	390	24.5	31.3	2.6
核桃（带壳）	270	6.4	25.3	4.1
杏仁	514	24.7	44.8	2.9

8. 菌藻类

黑木耳（干）	205	12.1	1.5	35.7
黑木耳（水发）	21	1.5	0.2	3.4
香菇（干）	200	19.0	1.1	19.6
金针菇（鲜）	26	2.4	0.4	3.3
海带（干）	77	1.8	0.1	17.3
海带（水发）	14	1.1	0.1	2.1
紫菜（干）	207	26.7	1.1	22.5

9. 糕点小吃

月饼（豆沙馅）	405	8.2	13.6	62.5
绿豆糕	349	12.8	1.0	72.2
豌豆黄	133	7.5	0.6	24.5
驴打滚	194	8.2	0.2	39.9

10. 调味品

黄酱	131	12.1	1.2	17.9
甜面酱	136	5.5	0.6	27.1
豆瓣酱	178	13.6	6.8	15.6
芝麻酱	618	19.2	52.7	16.8
花生酱	594	6.9	53.0	22.3
豆豉	244	24.1	--	36.8
白糖	396	--	--	99

二、食物的微量营养素含量

人体必需的微量营养素指的是 20 种维生素、7 种常量元素和 8 种微量元素。根据 2002 年中国居民营养与健康状况调查，在上述微量营养素中有几种营养素的实际摄入量与推荐摄入量的差距较大，它们是钙、维生素 A、胡萝卜素、维生素 B_1（硫胺素）、维生素 B_2（核黄素）和锌。维生素 C（抗坏血酸）和铁的摄入量虽然根据食物成分表计算的结果，平均摄入量能达到推荐水平，但是，维生素 C 在储存和烹调过程中很容易损失。我国居民摄入的铁主要来源于植物性食物，在人体内的利用率很低。因此，这两种营养素实际上也未能满足需要。这里将着重介绍上述 8 种营养素含量丰富的常见食物，便于读者在设计控制体重膳食时加以参考，以免造成这些营养素的摄入不足。

表5-2 维生素A含量丰富的常见食物 （每100g市售品中的含量）			
食物名称	含量（µg）	食物名称	含量（µg）
羊肝	20972	鸭蛋	227
猪肝	4922	松花蛋	194
鹅肝	6100	黄油	534
鸭蛋黄	1980	奶油	345
鸡蛋	222	奶粉（全脂）	141

表5-3 β-胡萝卜素含量丰富的常见食物 （每100g市售品中的含量）			
食物名称	含量（µg）	食物名称	含量（µg）
芒果	4830	西兰花	5984
蜜橘	1262	胡萝卜	3890
哈密瓜	653	芥蓝	2691
柿	431	菠菜	2599
杏	410	荠菜	2279
红薯（红心）	675	苋菜	1561

表5-4	维生素B₁（硫胺素）含量丰富的常见食物（每100g市售品中的含量）		
食物名称	含量（mg）	食物名称	含量（mg）
黑芝麻	0.66	鸡心	0.46
豌豆（干）	0.49	猪肾（生）	0.31
黄豆	0.41	紫米	0.33
葵花子（炒）	0.22	苦荞麦粉	0.32
叉烧肉	0.66	莜麦面	0.39
瘦猪肉（生）	0.54	燕麦片	0.30

表5-5	维生素B₂（核黄素）含量丰富的常见食物（每100g市售品中的含量）		
食物名称	含量（mg）	食物名称	含量（mg）
猪肝	2.06	蛋黄	0.33
猪肾	1.06	黄豆	0.20
杏仁	1.25	苜蓿	0.73
香菇（干）	1.20	黄花菜（金针菜，鲜）	0.21
紫菜	1.02	西兰花	0.11
全脂奶粉	0.73	菠菜	0.10

表5-6　　维生素C含量丰富的常见食物 （每100g市售品中的含量）			
食物名称	含量（mg）	食物名称	含量（mg）
苜蓿	118	鲜枣	211
芥蓝	59	猕猴桃	51
柿子椒	59	草莓	46
油菜薹	53	山楂	40
菜花	50	荔枝（鲜）	30
苦瓜	45	红桔	26

表5-7　　钙含量丰富的常见食物 （每100g市售品中的含量）			
食物名称	含量（mg）	食物名称	含量（mg）
芝麻酱	1170	罐头鲮鱼 （去包装）	598
虾皮	991	紫菜	264
海米	555	海带（水浸）	241
黑芝麻	780	豆腐干	300
全脂奶粉	676	茴香菜	132
牛奶	104	油菜薹	131

表5-8　铁含量丰富的常见食物 （每100g市售品中的含量）			
食物名称	含量（mg）	食物名称	含量（mg）
鸡血	25.0	口蘑（干）	19.4
猪肝	22.6	黄豆	8.2
蛏子（带壳）	19.2	花生米（炒）	6.9
田螺（带壳）	5.1	南瓜子（炒）	4.4
黑芝麻	22.7	苋菜	4.0
芝麻酱	9.8	香椿	3.0

表5-9　锌含量丰富的常见食物 （每100g市售品中的含量）			
食物名称	含量（mg）	食物名称	含量（mg）
牡蛎肉	9.4	黑芝麻	6.1
扇贝 （鲜，带壳）	4.1	白瓜子（炒）	4.8
猪肝	5.7	松子仁	4.6
猪肾	2.4	西瓜子（炒）	2.9
瘦猪肉	3.0	葵花子（炒）	3.1
鸡肝	2.4	黄豆	3.3

三、食物图谱

减肥膳食要求控制各种食物的摄入量在适宜水平，但如何较准确的评估应该摄入和已经摄入的食物量是比较困难的。为此，营养工作者们曾设计了多种形式的食物图谱，作为评估的辅助工具。有的在图谱上标有刻度尺，便于对食物的大小作出量化；有的在食物旁边放一个参照物一同拍照，用来对食物的大小进行联想和估算。这些图谱都能起到一定的辅助作用，但是操作起来比较复杂和较难掌握。本书提供了食物的"仿真图谱"来做为评估的辅助工具（附录五）。所谓"仿真"，即图谱中标注的食物重量和同等大小的真实食物的重量是相同的，读者不必通过联想或换算，只要通过直观对比，就可以更方便的估算摄入食物的重量。

由于这种仿真图谱所占篇幅较大，因此，所选食物的数量受到限制。有些食物是比较容易得到真实重量的，就没有包括在图谱中。例如，牛奶、酸奶和瓶装饮料的重量都已标明在容器上。又如市售鸡蛋的重量，一般每 500 克 7～10 个，柴鸡蛋每个约重 50 克，红皮鸡蛋每个约重 60 克，还是容易估计的。

参考文献

王光亚主编，食物成分表（全国代表值），人民卫生出版社，1991

第六章

瘦身饮食

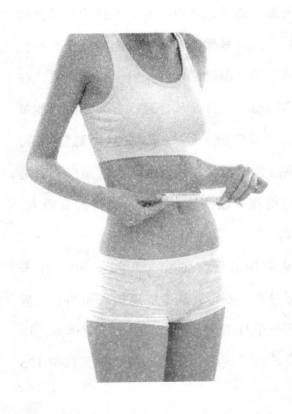

肥胖症是由能量不平衡引起的，也就是能量摄入大于能量消耗。多余的能量就以体脂肪的形式在体内堆积，因此要想减去多余的"赘肉"，控制饮食是最基本的一条。

　　如何通过控制饮食达到减轻体重的目的？这既要注意减重膳食的能量水平，也要考虑减重膳食的能量来源。下文将分别加以叙述。

一、减重膳食的能量水平及减重速度

（一）减重不能操之过急

　　由于肥胖是长期以来摄入能量过多形成的，若想达到减重的目的，也决不能一蹴而就。许多号称能够快速减肥的办法，虽然一时间或许能使体重快速下降，但最终均告失败。快速减重，往往丢掉的是水分，不是体脂肪。而且，从普通饮食转换到低能量饮食要有一个适应过程，正像饥饿了很久的人一旦得到食物后，不能立刻饱餐一顿，否则身体的消化和代谢系统不能适应，会适得其反。接受减重膳食也得逐步改变饮食习惯及减少能量摄入，避免与过去饮食差别太大。

　　每减少1千克人体脂肪相当于需要减少7000～8000千卡的能量。对于成年轻度肥胖者，若每天减少能量摄入和增加能量消耗共计250千卡，那么一个月下来就可以减少1千克体重。这250千卡的能量若有一半是从"少吃"来的，那么每天减少125

千卡的能量摄入还是不难做到的。正像营养专家所说，每天"少吃一两口，多动十五分"就能达到控制体重的目的。

具体操作上，可以根据超重或肥胖者过去的饮食习惯，每天减少一些粮食、油脂、肉类或糖果点心和含糖饮料等的摄入，而不宜减少奶类、豆类、蔬菜水果等的摄入量。例如，少吃50克馒头或一块50克重的酱牛肉，或一听可乐，都能少摄入125千卡能量。（各种食物的能量值可参考第五章表5-1）

这里需要指出的是，这种减少食物摄入量后短期的减重效果，在长期实践中就会打折扣。影响长期减重效果的因素很多。例如，当体重减轻后基础代谢率也相应下降。需要进一步减少能量摄入，才能达到持续减重的效果。

（二）重度肥胖者的减重膳食

极低能量减肥膳食是为了快速减肥，每日能量摄入在800千卡以下，也有人称之为"饥饿疗法"。通常只适用于BMI＞30的肥胖症患者、在采用一般的低能量饮食减重不见效的情况下；或者是BMI＞30，又具有高血压、高血脂、睡眠呼吸暂停等一种以上症状的人。经医生同意，才可以应用这种饮食疗法。

应用极低能量减肥膳食可能产生许多副作用，例如脱水、皮肤干燥、疲劳、直立性低血压、心律失常，还会引起机体蛋白质和去脂机体组织的损耗。因此，具有很大的危险性，一定要在医护人员的监护下进行，以便一旦出现问题可以及时得到纠正。一般超重和肥胖症患者切不可自行其是，轻易采用饥饿疗法，进入减肥的危险误区。

采用这种饮食疗法时，每周可减重1-2千克。由于此方法具有一定的危险性，因此不能长期使用。对于有严重心律不齐、不稳定心绞痛、消耗性疾病等的患者，以及孕妇、小儿及老人绝不能应用此种饥饿疗法。

二、减重膳食中三种宏量营养素的供能比例

这是一个有很大争议的话题，专业人士的观点也针锋相对。他们把各种各样的减肥膳食食谱推荐给想要瘦身减肥的人们，但归纳起来主要有两类减重膳食：一种是传统的低脂肪限制能量的减重膳食，另一种是近年来在工业化国家中流行的低碳水化合物减重膳食。各种减重膳食的倡导者各吹各的号，各唱各的调，超重或肥胖症患者一时间不知所从，就向医务工作者进行咨询。作为一名相关领域的医务工作者于是就有必要对这些膳食的效果和安全性做一些较深入的了解，以便帮助超重和肥胖人群做出正确的选择。本书正是从这一点出发，下文将对两大类减重膳食的理论依据、效果和安全性加以阐述。

（一）两类减重膳食的要点和理论依据

1. 传统减重膳食

传统减肥膳食主张食物中三大宏量营养素（碳水化合物、脂类和蛋白质）所提供的能量以碳水化合物供给的能量为主，主要

通过控制脂肪摄入量来减少能量摄入。因为每克脂肪在体内燃烧产生 9 千卡能量，是同等量碳水化合物或蛋白质产生能量的两倍多。而且，脂肪含量高的食物口感更好，能增加食欲，因此就会吃得多，更容易使体重增加。在提供的能量相同时，碳水化合物含量高的膳食体积更大，更容易造成胃的充盈感，可以给大脑停止进食的信号，使摄入的食物较少。

我国和国外一些营养研究及慢性病防治的权威机构大都支持这种膳食结构。他们主张，一般成人膳食以及预防和治疗超重和肥胖症的膳食都应以碳水化合物为主要能量来源，控制脂肪供应的能量。例如：

（1）《中国居民膳食指南》建议的成人膳食总能量中，碳水化合物和脂肪供给能量的比例分别为 55%～65% 和 20%～30%。

（2）美国食物与营养委员会（FNB）推荐成人可以接受的三种宏量营养素供给能量的比例范围较宽，分别为碳水化合物 45%～60%、脂肪 20%～35% 和蛋白质 10%～35%。其推荐的依据是干预试验和流行病学的研究结果。

（3）《中国成人超重和肥胖预防控制指南》对肥胖症高危人群的合理饮食建议中，提出碳水化合物、脂肪和蛋白质提供的能量比例，应分别占膳食总能量的 60%、25% 左右和 15%～20%。

（4）中华医学会糖尿病分会提出，糖尿病人应控制能量摄入，其建议的糖尿病人治疗膳食中碳水化合物、脂肪和蛋白质供给能量的比例分别为 55%～60%、30% 以下和 15%～20%。

2．低碳水化合物减重膳食

这种减重膳食在西方工业化国家流行，早年以阿特金斯（Atkins）减肥膳食为主要代表。阿特金斯是一位心脏科医生，在1972年最先将胰岛素与减重的关系提到公众面前，引起人们注意。他认为有效地控制胰岛素分泌是减轻体重的关键。他提出的低碳水化合物减肥膳食的要点是，只限制碳水化合物的摄入量，而对高蛋白质、高脂肪食物不加限制。肥胖者在减肥过程中不但可以不限量的进食，还可以大嚼鱼、禽、肉、蛋等美味。这种低碳水化合物膳食在应用上分为几个阶段：最初两三周，每日碳水化合物的摄入量不超过20克。这一阶段绝对禁食大米、面包、土豆、谷类、水果和奶类等。其后的阶段在体重继续减轻的前提下，可逐步少量增加碳水化合物的摄入（每周增加5～10克），直到达到减重目标，从这以后长期维持在每日摄入碳水化合物一般不超过100克。

阿特金斯膳食强调控制碳水化合物摄入，其能量来源主要是脂肪和蛋白质。据分析，其蛋白质供给的能量在30%左右，而脂肪供给的能量可达50%～60%，其中饱和脂肪的供能比例甚至高达20%。当时，阿特金斯减肥膳食的提出简直让人目瞪口呆，人们甚至把他看成一个疯子。但在其后的20年里，由于这种低碳水化合物饮食确有在短期内快速减重的效果，而且不必限制食物摄入量，又可以敞开吃肉，因而受到许多肥胖者的追捧。据称，有几十万的追随者。阿特金斯减重膳食的书籍很长时间占据了《纽约时报》畅销书排行榜。

其后，国外市场上又出现了五花八门的低碳水化合物减肥膳食。虽然这些膳食所主张的三大营养素供能比例有所差别，但全都是用降低膳食中碳水化合物供给的能量比例（不超过膳食总能量的30%）来达到加速减重的目的。

这种低碳水化合物膳食能快速减重的理论依据是：

（1）碳水化合物吸收后转化成血糖，从而刺激胰岛素的分泌，胰岛素是一种合成类激素，将葡萄糖带入细胞内合成脂肪并阻止体脂肪的燃烧分解。因此，如果减少碳水化合物的摄入，就会减少对胰岛素分泌的刺激，有利于体脂肪的分解和体重的减轻。

（2）减少碳水化合物的供能比例，有可能相应地提高了蛋白质的供能比例，膳食中的蛋白质有抑制食欲的作用，从而减少了能量摄入。同时，食物蛋白质的生热效应强，增加了体热的散发，因此，也就增加了能量的消耗。

（二）两类减重膳食对比的实验研究

1．三大营养素供能比例与减重效果的关系

（1）根据中国2002年大规模营养调查结果显示，膳食结构和超重、肥胖的发生密切相关。碳水化合物供能比在55%～65%之间的人群比碳水化合物供能比低于55%的人，超重／肥胖者减少8%；碳水化合物供能比达到65%及以上者，超重／肥胖者减少31%。随着膳食脂肪供给的能量百分比增高，超重和肥胖人数显著增加。

以上是横断面的调查结果，中国尚缺少随机对照的干预试验。

（2）发达国家根据随机对照试验得到的结果却表明，提高膳食中总脂肪的供能比例可使肥胖者的体重减轻更多。2008年11月，在日内瓦有关脂肪的专家会议上，某些来自发达国家的专家提出，要将总脂肪供给能量比例的上限进一步提高（提高到40%），但会上未能达成一致意见。其后，又经过一年多的争论，最后，2010年才发表了会议结论，仍维持脂肪供能比上限不得超过膳食总能量的30%～35%。

为何会有以上两种不同的结果？我国的调查是在一般居民中进行的，其中大部分是体重正常的劳动者，而WHO/FAO（联合国粮食及农业组织）报告中提到的在工业化国家的试验对象大多是肥胖者。哈佛公共卫生学院的Willitte教授曾经指出，宏量营养素供给能量的适宜比例对体重正常的人和肥胖人群并不相同，因为肥胖症患者中很多人伴有胰岛素抵抗，碳水化合物供能比较低的膳食（也就是脂肪供能比相对较高）对他们更为有利。

（3）根据现有文献报道结果，大多表明短期实验中，低碳水化合物膳食可使体重下降较多（不论是提高脂肪还是提高蛋白质供给的能量）。但长期实验中，低碳水化合物膳食快速减重的优势不复存在。

2．减重膳食的能量来源与人体健康的关系

瘦身减肥以达到理想体重的目的是为了身体健康、减少慢性病发生的风险。因此，对任何减重膳食的评价都不能离开这个目标。

（1）早年阿特金斯提出的低碳水化合物减肥膳食由于不限制

能量，也不限制鱼、禽、肉类等荤食，因此，从膳食摄入饱和脂肪酸过高，增加了患心血管疾病的风险。即使这类膳食能快速减重，也不宜提倡。

（2）近年来的研究结果表明，膳食脂肪酸的种类比总脂肪供给能量的比例对健康的影响更大。例如，用碳水化合物取代膳食中部分饱和脂肪酸时，可使血中低密度脂蛋白胆固醇下降（有益）。而用单不饱和脂肪酸取代膳食中一部分碳水化合物时，能使高密度脂蛋白胆固醇增加（有益）。以上例子表明，脂肪供给的能量比例在两种情况下虽然不同，但不是影响血脂改善的决定因素。

（3）关于减重膳食中适宜蛋白质水平的研究结果表明，在减重膳食中适当提高蛋白质供应量，取代一部分碳水化合物（例如蛋白质供能比例从 12% 提高到 25%，碳水化合物供能比例从 60% 左右下降到 45%），可以减去更多体脂肪，保留更多瘦体组织。

国外文献报道，亚洲一些国家脑卒中的发生远高于欧美国家，并认为与这些国家动物性蛋白质摄入过低有关。

但另一方面，大量研究结果均表明，大幅度提高膳食中蛋白质摄入量可致尿钙排出显著增加，虽然尚不能肯定这会引起人体骨钙流失。临床上对肾病患者限制其蛋白质摄入量，否则会使症状加剧。这些都表明，摄入蛋白质过多可能产生对健康的负面影响。2010 年美国膳食指南报告认为，根据目前的研究结果，尚不足以确定蛋白质摄入的最高限量。

三．几点结论性意见

（一）三种宏量营养素是身体能量的来源，在一定程度上可以相互替代；在某一能量水平下，增加其中一种营养素的供能比例，必然会减少其他一种或两种营养素的供能比例。从对健康的长期影响来说，任何一种供能营养素比例太高或太低都是不适宜的，但可以根据个体情况和过去的饮食习惯，在一定范围内做一些变动，并不会影响减重效果。减肥膳食的结构及食物种类和超重、肥胖者过去的饮食习惯越接近效果越好，可使患者在达到一定减重效果后，还能终身坚持。

（二）根据对我国居民的调查结果，近十余年来，我国城乡居民膳食蛋白质供给的能量比例变化不大，平均在 12% 左右，一般均在 15% 以下。但对于摄食减重膳食的人，应适当提高蛋白质供能比例，因为人体蛋白质需要量主要是根据氮平衡的结果得到的，是指每千克体重应摄入多少克蛋白质的绝对数量。对于吃减肥膳食的人，体重高于一般成人，而每日能量摄入又需要减少，所以蛋白质供给的能量比例就会相应的提高。

根据上文提到的人体干预试验结果，适当提高膳食中蛋白质供给的能量更有利于减重的效果，使减去的体重主要来自身体脂肪组织，而更好地保留瘦体组织。尤其是对于活动量较少的中老年肥胖者，若蛋白质摄入不足，体重减轻后就不能很好地保持肌肉组织。

因此，可以适当提高减肥膳食中蛋白质供给的能量，达到膳食总能量的 20% 左右。在这一水平下，也不至于引起蛋白质摄入过高可能造成的骨钙流失和对肾脏功能的损害。

（三）干预试验及流行病学研究结果表明，当碳水化合物摄入高而脂肪摄入低时，血浆总胆固醇及低密度脂蛋白胆固醇（坏胆固醇）降低，从而减少了患冠心病的风险。但另一方面，碳水化合物供能比过高时可能使肥胖人群血浆高密度脂蛋白胆固醇（好胆固醇）浓度下降，甘油三酯浓度升高，这又与冠心病风险增加有关。因此，有必要权衡利弊，对碳水化合物和脂肪的供能比例做出适中的选择。

膳食脂肪供给的能量不超过膳食总能量的 30%，这既与 WHO/FAO 专家组最新推荐量相吻合，也符合中国营养学会推荐的膳食脂肪供给能量的百分比。（20%−30%）。

这里要注意的是，应限制饱和脂肪酸的摄入量，其供给能量不能超过膳食总能量的 10%。限制反式脂肪酸的摄入量，其供给能量应不超过膳食总能量的 1%。读者可以根据本书第三章给出的饱和脂肪酸和反式脂肪酸的主要食物来源，尽量少吃这类脂肪酸含量高的食物。

（四）根据上文可以推算出减重膳食中碳水化合物供给的能量宜占膳食总能量的 50%。值得注意的是，碳水化合物的食物来源。血糖生成指数低的食物有利于糖尿病人血糖的控制和血脂谱的改善，血糖生成指数高的食物对于有胰岛素抵抗的肥胖者也是不利的。应多选择全谷类、粗粮、蔬菜和水果来源的碳水化合物。

（五）有人提出，减重膳食可否在开始时先采用极低碳水化合物膳食，以达到快速减重，几个月后再转换到三大营养素适宜比例的平衡减重膳食呢？正如本章开始已经阐述过的，对一般轻度肥胖者来说，追求快速减重有害无益。而且，为了限制含碳水化合物的食物，多种水果、蔬菜及谷类都受到严格控制，这就会造成多种微量营养素摄入不足。例如，这会减少维生素 C、叶酸、胡萝卜素、钙、镁、钾等必需营养素以及功能性植物化学物的摄入，尤其会导致对人体健康极为重要的膳食纤维摄入不足。因此，我们还是主张减重膳食的安排不必追求短期效果，而要持之以恒。

参考文献

1. 中国营养学会，中国居民膳食指南，西藏人民出版社，2012年12月

2. 陈春明、赵文华、杨正雄等，中国慢性病控制中膳食关键因素的研究，中华流行病学杂志（2006），27（9）：739~743

3. 王陇德主编，中国居民营养与健康状况调查报告之一：综合报告，第1版，人民卫生出版社，2005

4. 阿特金斯医生的特别食谱，郎可华译，持续减肥与健康，生活·读书·新知三联书店，2004年12月

5. 逢金柱、杨则宜，高蛋白减肥饮食策略探析，体育科研 (2009), 30 (3) : 63~66

6. Interim Summary of Conclusions and Dietary Recommendations on Total Fat and Fatty Acids, From the Joint FAO/WHO Expert Consultation on Fats and Fatty Acids in Human Nutrition, pp 1—11, WHO, Geneva, 10—14 November, 2008

7. Willett WC, Low—carbohydrate diets: a place in health promotion? J. Internal Medicine. (2007) 261;363—365

8. Frank BH, Walter CW, Optimal Diets for Prevention of Coronary Heart Disease. American Medical Association (2002), 2569—2578

9. Frank BH, Protein, body weight, and cardiovascular health, Am J Clin Nutr (2005), 82 (suppl) :242S—247S

10. Editorial, High protein diets and weight control. Nutrition, Metabolism & Cardiovascular Diseases (2009) 19, 379—382

11. US Department of Agriculture, US Department of Health and Human Services, Report of the Dietary Guidelines Advisory Committee on the Dietary Guidelines for Americans, 2010

12. Walter C, Willett MD, Eat, Drink, and Be Healthy. p.35—55, published by Simon & Schuster, 2001

13. Jonny Bowden, Living the Low Carb Life. Pulished by Sterling publishing Co., Inc. New York, p.65—167, 2005

14. Alain JN, Abigail N, Matthids B, et al. Effects of Low—carbohydrate vs Low Fat Diets on Weight Loss and Cardiovascular Risk Factors. Arch Intern Med. (2006) 166:285—293

15. Jeannie Tay, Metabolic Effects of Weight Loss on a Very—low—carbohydrate Diet. Journal of the American College of Cardiology (2008) 51:59—67

16. Due A, Toubro S, et al. Effects of normal fat diet, either medium or high in protein, on body weight in overweight subjects: a randomized 1—year trial. Int J Obesity (2004) 28:1283—1290

17. Katan MB, Should a low fat, high—carbohydrate diet be recommended for everyone? N England J Med. (1997) 337:563—566,

18. Kelemen LE, Associations of dietary protein with disease and mortality in a prospective study of postmenopausal woman. Am J Epidemiol (2005) 161:239—249

19. Wolfe BM, Potential role of raising dietary protein intake for reducing risk of atherosclerosis. Can J Cardiol (1995) 11 (suppl

G）:127G—131G

20. Chen XM, Ziegler DK, Lai YH et al. Stroke in China, 1986 through 1990。Stroke (1995) 26:1990—1994

第七章

减肥食谱

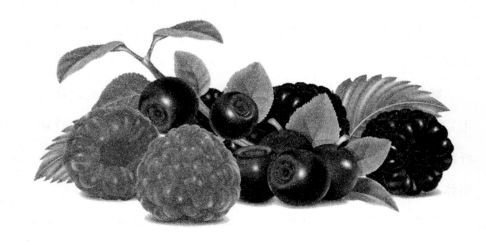

第六章已经讲述了减肥膳食的安排，既要关注每日摄入的能量水平，也要关注三大营养素，蛋白质、脂肪和碳水化合物供给能量的比例。考虑到读者在执行中会感到不知如何具体操作，本章给出 14 天示范性的食谱举例：低能量 I 组 7 天，每日供应的能量为 1200 ～ 1400 千卡；低能量 II 组 7 天，每日供应能量为 1400 ～ 1600 千卡。超重和肥胖者可根据自身情况加以考虑。

减肥膳食要在平衡膳食的前提下减少能量摄入才不至于造成某些营养素的缺乏，因此本章食谱的制定包括了中国居民平衡膳食宝塔所推荐的各类食物，即谷类、豆类、蔬果类、奶、蛋、畜禽肉和鱼虾。各类食物每日摄入量进行合理搭配。同时，每日膳食中三大营养素蛋白质、脂肪和碳水化合物供给能量的比例分别占膳食总能量的 20%、30% 和 50% 左右。我国居民一般成人膳食中蛋白质供给能量约在 15% 以下，要将其提高到 20% 左右，这就要求更多选用蛋白质含量高的豆类和低脂肪肉类，以及香菇、木耳、海带等菌藻类食物。

减肥膳食的主食摄入量相对较少。注意不要只吃细粮，食谱中适当搭配一些杂粮，如小米、玉米粉、燕麦片等，它们的膳食纤维含量较高，血糖指数（GI 值）较精白米面为低，有利于控制体重和餐后血糖急剧升高，减少糖尿病等慢性病的风险。

为了保证维生素 A 不致缺乏要多吃胡萝卜素含量高的深色蔬菜，如西兰花、油菜、油麦菜等。按照本章两组食谱计算出的维生素 A 当量的平均值，均能达到中国营养学会推荐的摄入量标准。

值得提出的是，动物肝脏的维生素 A 含量极高，前文已经提到有关吃狗肝中毒的报道，因此，吃肝脏每次不宜超过 100 克，每周不超过一次为好。

平衡膳食宝塔推荐每日奶及奶制品摄入量应达到 300 克，为了控制脂肪摄入量，最好选择低脂牛奶。对于个别不饮奶的人，就很难保证钙的摄入量达到每日 800 毫克的水平。可以适当服用一些钙剂来弥补钙摄入不足。

本章食谱中没有给出盐和酱油、食醋等调料的用量，可以根据个人口味来安排。但要注意的是，每人每日摄入食盐量最多不超过 6 克，还要将酱油、黄酱等含盐量高的调料加以扣除。例如，每 6 ～ 7 克酱油或黄酱相当于 1 克食盐。如果你烹调用了 10 克酱油，就要相应减少 1.5 克食盐。

本章食谱中所有原料的重量均系市售品的重量。这里再一次指出，鱼、虾、排骨和某些蔬菜、水果等的市售品重量与真正吃进的可食部重量有很大差别。例如，食谱中 200 克草鱼，是指包括鱼头、鱼尾等市售草鱼，它的可食部分平均只有 58%，如果你烹调的是去掉头尾等的草鱼中段，那么可以相应地减少用量。

食品名称	可食部分 百分含量 （%）	食品名称	可食部分 百分含量 （%）	食品名称	可食部分 百分含量 （%）
猪排骨	68	鲜玉米	46	南瓜子	68
鸡翅	69	鲜豌豆	42	香蕉	59
鸡腿	69	毛豆	53	西瓜	59
草鱼	58	冬笋	63	芒果	60
鲤鱼	54	莴笋	62	芦柑	77
基围虾	60	芹菜	67	苹果	78
鸡蛋	88	白菜	83	桃	88

表7-1　某些市售品中可食部分的百分含量

一、低能量减重食谱第１组（7天）

低能量膳食第Ⅰ组　全天摄入能量1349Kcal*			
餐别	食物名称	原料	重量（g）**
早餐	牛奶煮麦片	低脂牛奶	250
		燕麦片	50
		蜂蜜	10
	桃	桃	200
午餐	馒头	富强粉	50
	鱼香肉丝	瘦猪肉	50
		大葱	100
		干木耳	5
		蒜	20
	虾皮紫菜汤	虾皮	5
		紫菜	10
	烹调油	植物油	10
晚餐	两面馒头	富强粉	25
		玉米粉	25
	红烧鲤鱼	鲤鱼	200
	香干拌菠菜	菠菜	200
		豆腐干	30
	烹调油	植物油	15
	酸奶	酸奶	100

＊　1Kcal（千卡）＝4.184KJ（千焦）
＊＊原料重量均指市售品的重量

全天摄入蛋白质 71.8 克，蛋白质供给能量 21.3%

全天摄入脂肪 42.6 克，脂肪供给能量 28.4%

全天摄入碳水化合物 169.2 克，碳水化合物供给能量 50.2%

低能量膳食第Ⅰ组　全天摄入能量1297Kcal			
餐别	食物名称	原料	重量（g）
早餐	低脂牛奶	低脂牛奶	250
	切片面包	面包	50
	煮鸡蛋	鸡蛋	60
午餐	米饭	稻米	50
	炒油麦菜	油麦菜	200
	烹调油	植物油	10
	酱牛肉	酱牛肉	50
	酸奶	酸奶	100
晚餐	玉米面粥	玉米粉	15
	馒头	富强粉	50
	炒油菜	油菜	150
	五香豆腐干	豆腐干	60
	烹调油	植物油	10
	苹果	苹果	200

全天摄入蛋白质 62.5 克，蛋白质供给能量 19.3%

全天摄入脂肪 43.9 克，脂肪供给能量 30.4%

全天摄入碳水化合物 162.4 克，碳水化合物供给能量 50.1%

低能量膳食第Ⅰ组　全天摄入能量1330Kcal			
餐别	食物名称	原料	重量（g）
早餐	豆浆	豆浆	250
	茶鸡蛋	鸡蛋	60
	包子	富强粉	50
		油菜	150
		虾皮	10
	烹调油	植物油	5
午餐	米饭	稻米	50
	清蒸草鱼	草鱼	200
	蒜茸芥蓝	芥蓝	150
		蒜	40
	烹调油	植物油	10
	桃	桃	150
晚餐	两面馒头	富强粉	25
		玉米粉	25
	小豆粥	红小豆	10
		糯米	20
	青椒炒肉丝	柿子椒	50
		瘦猪肉	50
	拌木耳	黑木耳	5
	烹调油	植物油	8

全天摄入蛋白质 70.2 克，蛋白质供给能量 21.1%

全天摄入脂肪 43.7 克，脂肪供给能量 29.6%

全天摄入碳水化合物 163.5 克，碳水化合物供给能量 49.2%

低能量膳食第Ⅰ组　全天摄入能量1289Kcal			
餐别	食物名称	原料	重量（g）
早餐	牛奶煮麦片	低脂牛奶	250
		燕麦片	50
		白糖	15
	芒果	芒果	200
午餐	米饭	稻米	50
	醋熘鸡片	鸡胸肉	60
		柿子椒	50
		干木耳	5
		玉兰片	50
	凉拌白菜	白菜	150
	烹调油	植物油	10
晚餐	两面馒头	富强粉	25
		玉米粉	15
	干煸扁豆	扁豆	200
	五香豆腐干	豆腐干	60
	烹调油	植物油	10
	炒南瓜子	南瓜子	30

全天摄入蛋白质 60.8 克，蛋白质供给能量 18.9%

全天摄入脂肪 43.3 克，脂肪供给能量 30.2%

全天摄入碳水化合物 163.5 克，碳水化合物供给能量 50.7%

低能量膳食第Ⅰ组　全天摄入能量1214Kcal			
餐别	食物名称	原料	重量（g）
早餐	小米粥	小米	25
	茶鸡蛋	鸡蛋	60
	拌香椿	香椿	100
		香油	3
	低脂牛奶	低脂牛奶	250
午餐	馒头	富强粉	50
	西红柿牛肉	瘦牛肉	50
		西红柿	150
	烹调油	植物油	8
	西瓜	西瓜	500
晚餐	米饭	稻米	50
	素炒西兰花	西兰花	150
		白木耳	10
		腐竹	30
	烹调油	植物油	8

全天摄入蛋白质58.9克，蛋白质供给能量19.4%

全天摄入脂肪39.4克，脂肪供给能量29.2%

全天摄入碳水化合物156.5克，碳水化合物供给能量51.6%

低能量膳食第Ⅰ组　全天摄入能量1258Kcal			
餐别	食物名称	原料	重量（g）
早餐	豆腐脑	豆腐脑（带卤）	250
	切片面包	面包	25
	花生酱	花生酱	10
	葡萄	葡萄	200
午餐	米饭	稻米	50
	西兰花炒虾仁	基围虾	200
		西兰花	150
	烹调油	植物油	10
	蒸南瓜	南瓜	150
晚餐	包子	富强粉	75
		小白菜	100
		瘦猪肉	50
	紫菜汤	紫菜	10
		虾皮	5
	烹调油	植物油	10

全天摄入蛋白质 64.9 克，蛋白质供给能量 20.6%

全天摄入脂肪 38.6 克，脂肪供给能量 27.6%

全天摄入碳水化合物 161.8 克，碳水化合物供给能量 51.5%

低能量膳食第Ⅰ组　全天摄入能量1345Kcal			
餐别	食物名称	原料	重量（g）
早餐	低脂牛奶	低脂牛奶	250
	烧饼	烧饼（半个）	35
	凉拌芹菜	芹菜	100
		豆腐干	60
		香油	3
午餐	米饭	稻米	50
	熘肝尖	猪肝	75
		柿子椒	100
		干木耳	5
		黄瓜	100
	烹调油	植物油	8
	苹果	苹果	200
晚餐	饺子	富强粉	75
		韭菜	100
		鸡蛋	60
		虾皮	5
	烹调油	植物油	10
加餐	鲜玉米	鲜玉米	150

全天摄入蛋白质 64.2 克，蛋白质供给能量 19.1%

全天摄入脂肪 41.9 克，脂肪供给能量 28.0%

全天摄入碳水化合物 176.8 克，碳水化合物供给能量 52.6%

二、低能量减重食谱第 Ⅱ 组 （7 天）

低能量膳食第Ⅱ组　全天摄入能量1454Kcal			
餐别	食物名称	原料	重量（g）
早餐	低脂牛奶	低脂牛奶	250
	豌豆黄（北京小吃）	豌豆黄	100
	芦柑	芦柑	200
午餐	花卷	富强粉	75
		芝麻酱	20
	胡萝卜烧牛肉	瘦牛肉	50
		胡萝卜	150
	烹调油	植物油	10
	酸奶	酸奶	100
晚餐	米饭	稻米	50
	干煸扁豆	扁豆	200
	豆腐汤	北豆腐	150
		海米	10
	烹调油	植物油	10

全天摄入蛋白质 74.1 克，蛋白质供给能量 20.5%

全天摄入脂肪 45.5 克，脂肪供给能量 28.2%

全天摄入碳水化合物 186.6 克，碳水化合物供给能量 51.3%

餐别	食物名称	原料	重量（g）
早餐	低脂牛奶	低脂牛奶	250
	豆包	富强粉	25
		红小豆	10
		白糖	10
	香干拌芹菜	芹菜	100
		豆腐干	60
		香油	2
午餐	米饭	稻米	75
	海带烧鸡	鸡腿	100
		水发海带	200
	烹调油	植物油	5
	苹果	苹果	200
晚餐	馒头	面粉	50
	韭菜炒鸡蛋	韭菜	100
		鸡蛋	60
	清蒸鲤鱼	鲤鱼	200
		大葱	50
	烹调油	植物油	12
加餐	煮玉米	鲜玉米	150

低能量膳食第Ⅱ组 全天摄入能量1508Kcal

全天摄入蛋白质79.4克，蛋白质供给能量21.1%

全天摄入脂肪47.3克，脂肪供给能量28.2%

全天摄入碳水化合物190.6克，碳水化合物供给能量50.6%

低能量膳食第Ⅱ组　全天摄入能量1534Kcal			
餐别	食物名称	原料	重量（g）
早餐	玉米糁粥	玉米糁	15
	烧饼	烧饼	70
	煮黄豆	黄豆	30
	生腌莴笋丝	莴笋	100
	草莓	草莓	200
午餐	馒头	富强粉	50
	烤羊肉串	羊肉串	60
	砂锅豆腐	北豆腐	150
		海米	5
		玉兰片	100
		金针菇	100
		白菜	100
	烹调油	植物油	5
晚餐	打卤面	切面	100
		西红柿	150
		鸡蛋	60
		干木耳	5
	烹调油	植物油	10

全天摄入蛋白质 82.3 克，蛋白质供给能量 21.5%

全天摄入脂肪 51.1 克，脂肪供给能量 30.0%

全天摄入碳水化合物 186.1 克，碳水化合物供给能量 48.5%

低能量膳食第Ⅱ组　全天摄入能量1542Kcal			
餐别	食物名称	原料	重量（g）
早餐	低脂牛奶	低脂牛奶	200
		燕麦片	50
		绵白糖	10
	梨	梨	200
午餐	两面面条	富强粉	25
		玉米粉	25
	炸酱	黄酱	10
		瘦猪肉	50
	烹调油	植物油	10
	焯扁豆（面码）	扁豆	200
	焯芹菜（面码）	芹菜	100
晚餐	米饭	稻米	50
	豌豆炒虾仁	基围虾	200
		鲜豌豆	150
	烹调油	植物油	10
加餐	酸奶	酸奶	200
	杏仁	杏仁	30

全天摄入蛋白质 79.7 克，蛋白质供给能量 20.7%

全天摄入脂肪 47.9 克，脂肪供给能量 28.0%

全天摄入碳水化合物 197.4 克，碳水化合物供给能量 51.2%

低能量膳食第Ⅱ组　全天摄入能量1562Kcal			
餐别	食物名称	原料	重量（g）
早餐	豆浆	豆浆	250
	包子	富强粉	50
		油菜	100
		鸡蛋	60
		虾皮	10
	烹调油	植物油	5
	芦柑	芦柑	200
午餐	二米饭	稻米	50
		紫米	50
	熘肝尖	猪肝	100
		玉兰片	50
		干木耳	5
		黄瓜	50
	凉拌白菜	白菜	100
	烹调油	植物油	14
晚餐	花卷	富强粉	50
		芝麻酱	10
	凉拌三丝	豆腐干	60
		水发海带	100
		胡萝卜	50
	烹调油	植物油	6
加餐	炒花生米	花生米	20

全天摄入蛋白质 76.4 克，蛋白质供给能量 19.6%

全天摄入脂肪 51.6 克，脂肪供给能量 29.7%

全天摄入碳水化合物 197.4 克，碳水化合物供给能量 50.5%

低能量膳食第Ⅱ组　全天摄入能量1531Kcal			
餐别	食物名称	原料	重量（g）
早餐	低脂牛奶	低脂牛奶	200
	切片面包	面包	50
	卤鸡蛋	鸡蛋	60
	桃	桃	200
午餐	二米饭	稻米	50
		小米	25
	肉片炒西兰花	瘦猪肉	50
		腐竹	20
		西兰花	150
	烹调油	植物油	8
晚餐	馒头	富强粉	50
		玉米粉	25
	清蒸草鱼	草鱼	200
		蒜	10
	油菜香菇	油菜	150
		干香菇	20
	烹调油	植物油	10
	蒸南瓜	南瓜	150

全天摄入蛋白质 81.9 克，蛋白质供给能量 21.4%

全天摄入脂肪 46.8 克，脂肪供给能量 27.5%

全天摄入碳水化合物 194.5 克，碳水化合物供给能量 50.8%

低能量膳食第Ⅱ组　全天摄入能量1426Kcal			
餐别	食物名称	原料	重量（g）
早餐	豆腐脑	豆腐脑（带卤）	250
	烧饼	烧饼（半个）	35
	酱牛肉	酱牛肉	50
	葡萄	葡萄	200
午餐	馄饨	富强粉	50
		瘦猪肉	50
	拌茄泥	茄子	200
		芝麻酱	20
		蒜	20
	烹调油	植物油	2
	酸奶	酸奶	200
晚餐	两面馒头	富强粉	25
		玉米粉	25
	拌芹菜	芹菜	100
	雪里红冬笋毛豆	雪里红	50
		毛豆（带荚）	100
		冬笋	100
	烹调油	植物油	10
	香蕉	香蕉	100

全天摄入蛋白质 70.3 克，蛋白质供给能量 19.7%

全天摄入脂肪 45.7 克，脂肪供给能量 28.9%

全天摄入碳水化合物 183.3 克，碳水化合物供给能量 51.4%

第八章

运动减肥

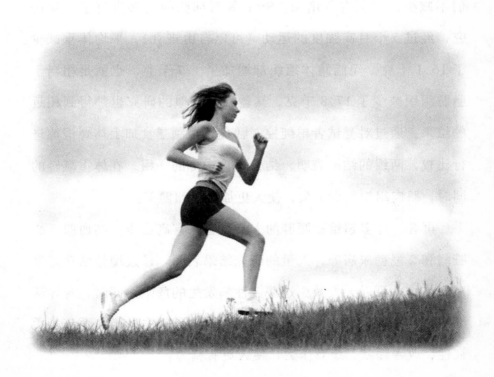

一、身体活动在瘦身减肥中的作用

超重和肥胖是能量正平衡造成的，那么，要想达到瘦身减肥的目的，就需要减少能量摄入或者增加能量消耗。虽然控制饮食是减重的重要措施，但是如果单纯靠少吃来使体重下降，过了一段时间以后，人体会相应地降低基础代谢率来适应能量摄入的减少，体重下降的速度就会减慢。如果同时增加身体活动，就能使基础代谢率不降低或降低较少，体重减少后不容易反弹。

许多人体实验发现，通过增加运动量来减肥，在减去多余体脂肪的同时，保留了无脂肪体组织（肌肉、骨骼组织等），使它们不减少，甚至有所增加。Sum 等对部队的士兵进行了一项研究，经过 5 个月高强度的运动（可以自由进食），平均体重减少了 16.1 千克，无脂肪体组织却增加了 1.7 千克，也就是相当于脂肪组织减少了 17.8 千克。其他许多类似的研究也都得到相近的结果。通过对受试者单纯控制膳食或控制膳食加上体育锻炼进行比较，两组的结果表明，结合运动锻炼的一组，在体重减轻的同时，肌肉组织很少丢失，使人更加结实和健美。

再有，许多超重和肥胖的人，还合并有高血压、高血脂、心脏病和 2 型糖尿病等，大量的研究结果表明，通过增加活动量来减轻体重，可以大大减少这些慢性病发生的危险。同时，身体活动还会带来其他方面的好处，例如，减少骨丢失，增加关节的柔韧性，改善睡眠，缓解压力，使人更有精力。

2012 年 3 月 11 日，卫生部"吃动平衡，走向健康"2012 年项目在京启动。将在每个月举行"城市主场步行日"活动。呼吁大众加入"爱走族"，以提高国民体质，减少慢病增长。

总之，在瘦身减肥的过程中，除了合理安排饮食以外，再增加身体活动，就能起到事半功倍的效果。

二、哪种类型的身体活动最具有瘦身减肥作用

身体活动（也称体力活动）指肌肉收缩并消耗能量的任何活动。运动锻炼是身体活动的一种，它是指有计划、有规律、重复性的身体活动，例如打球、跳舞、游泳、跑步等等。与瘦身减肥关系密切的当属有氧耐力运动和对抗阻力的力量运动。

（一）有氧耐力运动

有氧运动的特点是强度不高，不间断和持续时间比较长。这种运动中所需要的能量是由体内所储存的糖类和脂肪，通过吸入的氧气进行氧化代谢来提供的。也就是说，运动锻炼时所需要的氧气，在运动过程中能及时得到满足。像快步走、体操、游泳等都是有氧运动。

没有必要进行高强度的剧烈运动来消耗能量，这是因为短时间高强度的运动主要由糖类提供能量，而持续时间较长的中等强度的运动主要由脂肪提供能量，更有利于消耗体内积存的脂肪。

此外，有氧运动还能有效地改善心肺功能。在运动过程中，呼

吸加快加深，提升了肺活量，增强了吸入氧气的能力。吸入肺部的氧气通过心脏挤压，经血液输送到全身，这一过程使心肌更加强壮。

已有充分的证据表明，经常进行适量的身体活动，不仅可以减少心血管系统疾病和 2 型糖尿病的发生，还可减少乳腺癌和结肠癌等的风险。

登山、爬楼都是有氧运动，但不是对所有的人都适宜，要掌握运动量，否则会对关节或韧带造成伤害。尤其是肥胖程度较高的患者，超常的体重已经给膝关节带来很大负荷，开始时不宜进行上述爬楼梯一类的锻炼。快步行走是最好的有氧运动之一，既不需要特殊的场地，也无需特殊的器材，又不会对身体造成伤害。快步行走比跑步更安全，健身效果也更好。但快步行走要达到一定的速度才能起到健身和减肥的作用。

（二）力量运动

力量运动（力量训练），是指对抗阻力的重复运动。例如举起哑铃、拉伸拉力器、仰卧起坐和俯卧撑等。这些对抗阻力的运动可以锻炼肌肉和骨骼，保持和增加肌肉的体积和力量。因为肌肉拉伸的动作刺激胰岛素的分泌，从而促进肌肉蛋白质的合成。这对于肌肉萎缩的老年人就更为重要。

这种力量训练活动，一方面通过肌肉组织增加，从而增加了静息状态下的能量消耗，同时，它还能增强体重超重者的力量，使他们有能力去完成其他类型活动，诸如日常生活中的身体活动以及运动锻炼项目。因此，力量运动在减重中的作用正日益受到人们的重视。在减肥活动的总体战役中，增加了成功的几率。

此外，日常生活中的身体活动，如家务劳动中的拖地板、洗碗、洗衣服等以及步行、骑车等出行活动也都是身体活动的重要内容，这些活动通过增加能量消耗也可以达到减轻体重的目的。许多人由于工作忙，没有运动时间，那么通过家务劳动或日常出行往来，是进行身体活动最切实可行的途径。最近，作者单位里的许多同事加入了步行上下班的大军，或者全程步行，或者步行几站后再乘公交车，几个月以后就看出了效果，不仅使超重者的体重得到控制，精力也更加充沛。家务劳动往往是断续进行的，一般认为，这类活动每次达到 10 ～ 20 分钟，其效果才有累积作用。

三、活动量和活动效果

上文介绍了与瘦身减肥关系密切的两种运动类型。那么，要达到什么水平的活动量才能真正起到改善心肺功能，减少体脂肪的作用呢？

（一）活动强度

活动量是由活动强度、持续时间和活动频率决定的。通常，随活动强度增加，心跳也加快。每分钟心跳的次数（心率）可以作为衡量活动强度的指标。为了达到改善心肺功能及瘦身减肥的目的，体力活动要达到一定的强度才能有效。另一方面，为了确保运动安全，要对运动强度加以控制。一般来说，运动锻炼时的适宜心率可以达到最大心率的 60% ~ 80%。也就是运动时的脉搏（次／分钟）在 150 减去年龄数即可，不宜超过 170 减年龄。例如 40 岁的人，运动时心率宜在每分钟 110 ~ 130 次左右；60 岁的人，运动时心率宜在每分钟 90 ~ 110 次左右。参加某项运动时的心率可以用下面的方法来自我测量，就是在刚刚做完某项运动时，立即数一数 15 秒钟的脉搏数。将这一数值乘以 4，就得到每分钟（60 秒）的心率。这样数出的心率已经小于正在运动时的心率，通常将测得数值再加上 10% 代表运动时的心率。

这里特别要指出的是，每个人能承受的运动强度和他的年龄、健康状况以及是否初次参加运动锻炼等情况都有关系。为了安全起见，应该先进行体检，查明健康状况再进行锻炼。要先从小运动强度开始，循序渐进，逐步提高心率水平来不断增加健身的效果。运动中途若出现持续的不适，应停止活动，必要时应及时就医。

（二）活动持续时间和频率

研究表明，当进行短时间、高强度的运动时，能量来源主要是碳水化合物（糖原），脂肪的动用和它的能量释放有一个延迟效应。每次运动开始的一段时间由碳水化合物提供能量的比例更高。脂肪好像是备用油箱中的燃料，只有当主油箱（糖原）消耗到一定程度时，才会使用备用油箱中的脂肪。通常，当运动时间超过 20 分钟，才主要以消耗体脂肪来供给能量。因此，要使脂肪消耗增加，减少体内存储的脂肪，应进行中等强度、较长时间的运动。

为了健身和控制体重，每天需要运动多长时间才能奏效呢？

一般地说，每天要进行中等强度的有氧运动30分钟，每周应达到5天，即每周150分钟中等强度身体活动，才能发挥健身效果。什么是中等强度的活动呢？就是这种活动能使你呼吸和心跳加快，感觉用力但不吃力。为了便于掌握，现在多用中速步行1000步作为衡量的尺度，中等速度（4千米／小时）步行1千步大约需要10分钟。上面所说的每天中等强度的身体活动30分钟，相当于中速步行4000步。这里请读者注意，不要将1步和1米相混淆，通常1步大约相当于0.7米。

下表列出各种不同的活动内容相当于1千步的时间。

表8-1　　相当于1千步活动量的各种活动时间

活动项目	所需的时间（分）
中速跳绳	3
健身操，羽毛球，上下楼梯	7
骑自行车（12～16 千米/小时）	8
快速步行（5～6千米/小时）	8
拖地板，扫院子	9
手洗衣服	9
中速步行（4千米/小时），慢速舞蹈	10
擦窗户	11
做饭，走动	12
洗碗，熨衣服	13

表中各种活动的强度不同，所以达到 1 个千步当量所需的时间也不同。例如，中速跳绳只需 3 分钟就达到千步当量，意味着活动强度高，而做饭、准备食物要 12 分钟才达到千步当量，表明这种活动较之中速跳绳的活动强度低。

上述每天 4000 步是最低要求。适度增加活动量，健身作用还会增强。《中国成人身体活动指南》建议健康成人每日身体活动量应达到 6 ~ 10 个千步当量。这是指每天各种身体活动的总量，其中至少应有 4 ~ 6 个千步当量中等强度的有氧运动。

对于超重和肥胖的人，至少要达到每天 6000 步，每周 5 天的活动量才能减轻体重。要争取达到每天中速步行 10000 步，则更有利于长期维持减重的效果。为了减去脂肪而保留肌肉组织，每周宜进行 2 次力量运动，每次 20 分钟。

由于每个人的年龄、体质和健康状况不同，对达不到上述要求的人，"身体活动指南"建议每个人的活动要在"适度量力"的前提下，坚持"动则有益、多动更好"。

四、减重效果的维持

许多人最初雄心勃勃地制订了减肥计划，并花费了很大努力去执行，开始阶段也取得了令人鼓舞的效果，但是，对于多数人，其后最大的困扰就是体重反弹。要想长期坚持身体活动，做到以下几点是很重要的：

（一）身体活动一定要持之以恒

这里所指的持之以恒不仅是不能三天打鱼，两天晒网，而且活动强度也要一直保持在中等强度以上。现在还没有足够的科学依据证明，低强度的身体活动能够减轻体重，或者长期维持减重后的体重。

（二）运动条件要有保证

前两年，中央电视台"健康之路"节目介绍了一个合理饮食、坚持运动，长期维持减重效果的例子。相信有些读者看过这期节目，这位朋友在家中一边看电视一边原地跑步，每日达1个多小时，坚持8个月，达到减重60千克的惊人效果。这个例子表明，在自己家中原地跑步，无须特殊的场地和设备，不会因为天气变化等运动环境改变而受到干扰。

（三）选择感兴趣的运动项目

有的人喜欢跳舞，有的人喜欢打球，选择自己爱好的运动项目，就不会感到枯燥被动，便于长期坚持。

（四）制订身体活动计划并定期检查

此外，也可以和几个亲朋好友共同制订身体活动计划，以便互相督促；或者每天写活动日记，周末进行回顾，可以及时发现和弥补各种原因造成的缺勤。

总之，对于健身活动，一定要做到明确目标，持之以恒，才能成功。

参考文献

1．中华人民共和国卫生部疾病预防控制局，中国成人身体活动指南（试行），人民卫生出版社，2011

2．李可基，身体活动，陈君石、黄建始主编，健康管理学，第十八章347～362，中国协和医科大学出版社，2007

3．Sum CF, Wang KW, Choo DCA, et al., The effect of a 5-month supervised program of physical activity on anthropometric indices, fat-free mass and resting energy expenditure in obese male military recruits. Metabolism (1994), 43:1148-52

4．Iohn M Iokicic and Amy D Otto, Physical activity considerations for the treatment and prevention of obesity. Am J Clin Nutr (2005), 82:226S-229S

5．William I Evans, Chapter 3, Exercise in Present Knowledge in Nutrition, eighth edition. Edited by Barbara & Bowman and Robert M Russell. ILSI Press, Washington, DC, 2001

6．World Cancer Research Fund, American Institute for Cancer Research, Food, Nutrition, Physical Activity and the Prevention of Cancer: part 3 Recommendations. 2007

附　录

一、世界卫生组织（WHO）对成人体重指数（BMI）的分类

WHO对成人BMI的划分		
分类	BMI（kg/m^2）	合并症危险性
低体重（营养不足）	＜18.5	低（但其他临床问题增加）
正常范围	18.5～24.9	在平均范围
超重	≥25.0	
肥胖前状态	25.0～29.9	增加
一级肥胖	30.0～34.9	中等严重
二级肥胖	35.0～39.9	严重
三级肥胖	≥40.0	极严重

不同身高和体重者的 BMI 值及超重和肥胖分类图 （按推荐的我国标准）

体重 （千克）

身高（米）	50	52	54	56	58	60	62	64	66	68	70	72	74	76	78	80	82	84	86	88	90	92	94	96	98	100	102	104
1.3	29.6	30.8	32.0	33.1	34.3	35.5	36.7	37.9	39.1	40.2	41.4	42.6	43.8	45.0	46.2	47.3	48.5	49.7	50.9	52.1	53.3	54.4	55.6	56.8	58.0	59.2	60.4	61.5
1.32	28.7	29.8	31.0	32.1	33.3	34.4	35.6	36.7	37.9	39.0	40.2	41.3	42.5	43.6	44.8	45.9	47.1	48.2	49.4	50.5	51.7	52.8	53.9	55.1	56.2	57.4	58.5	59.7
1.34	27.8	29.0	30.1	31.2	32.3	33.4	34.5	35.6	36.8	37.9	39.0	40.1	41.2	42.3	43.4	44.6	45.7	46.8	47.9	49.0	50.1	51.2	52.4	53.5	54.6	55.7	56.8	57.9
1.36	27.0	28.1	29.2	30.3	31.4	32.4	33.5	34.6	35.7	36.8	37.8	38.9	40.0	41.1	42.2	43.3	44.3	45.4	46.5	47.6	48.7	49.7	50.8	51.9	53.0	54.1	55.1	56.2
1.38	26.3	27.3	28.4	29.4	30.5	31.5	32.6	33.6	34.7	35.7	36.8	37.8	38.9	39.9	41.0	42.0	43.1	44.1	45.2	46.2	47.3	48.3	49.4	50.4	51.5	52.5	53.6	54.6
1.4	25.5	26.5	27.6	28.6	29.6	30.6	31.6	32.7	33.7	34.7	35.7	36.7	37.8	38.8	39.8	40.8	41.8	42.9	43.9	44.9	45.9	46.9	48.0	49.0	50.0	51.0	52.0	53.1
1.42	24.8	25.8	26.8	27.8	28.8	29.8	30.7	31.7	32.7	33.7	34.7	35.7	36.7	37.7	38.7	39.7	40.7	41.7	42.7	43.6	44.6	45.6	46.6	47.6	48.6	49.6	50.6	51.6
1.44	24.1	25.1	26.0	27.0	28.0	28.9	29.9	30.9	31.8	32.8	33.8	34.7	35.7	36.7	37.6	38.6	39.5	40.5	41.5	42.4	43.4	44.4	45.3	46.3	47.3	48.2	49.2	50.2
1.46	23.5	24.4	25.3	26.3	27.2	28.1	29.1	30.0	31.0	31.9	32.8	33.8	34.7	35.7	36.6	37.5	38.5	39.4	40.3	41.3	42.2	43.1	44.1	45.0	45.9	46.9	47.9	48.8
1.48	22.8	23.7	24.7	25.6	26.5	27.4	28.3	29.2	30.1	31.0	32.0	32.9	33.8	34.7	35.6	36.5	37.4	38.3	39.3	40.2	41.1	42.0	42.9	43.8	44.7	45.7	46.5	47.5
1.5	22.2	23.1	24.0	24.9	25.8	26.7	27.6	28.4	29.3	30.2	31.1	32.0	32.9	33.8	34.7	35.6	36.4	37.3	38.2	39.1	40.0	40.9	41.8	42.7	43.6	44.4	45.3	46.2
1.52	21.6	22.5	23.4	24.2	25.1	26.0	26.8	27.7	28.6	29.4	30.3	31.2	32.0	32.9	33.8	34.6	35.5	36.4	37.2	38.1	39.0	39.8	40.7	41.6	42.4	43.3	44.1	45.0
1.54	21.1	21.9	22.8	23.6	24.5	25.3	26.1	27.0	27.8	28.7	29.5	30.4	31.2	32.0	32.9	33.7	34.6	35.4	36.3	37.1	37.9	38.8	39.6	40.5	41.3	42.2	43.0	43.9
1.56	20.5	21.4	22.2	23.0	23.8	24.7	25.5	26.3	27.1	27.9	28.8	29.6	30.4	31.2	32.1	32.9	33.7	34.5	35.3	36.2	37.0	37.8	38.6	39.4	40.3	41.1	41.9	42.7
1.58	20.0	20.8	21.6	22.4	23.2	24.0	24.8	25.6	26.4	27.2	28.0	28.8	29.6	30.4	31.2	32.0	32.8	33.6	34.4	35.3	36.1	36.9	37.7	38.5	39.3	40.1	40.9	41.7
1.6	19.5	20.3	21.1	21.9	22.7	23.4	24.2	25.0	25.8	26.6	27.3	28.1	28.9	29.7	30.5	31.3	32.0	32.8	33.6	34.4	35.2	35.9	36.7	37.5	38.3	39.1	39.8	40.6
1.62	19.1	19.8	20.6	21.3	22.1	22.9	23.6	24.4	25.1	25.9	26.7	27.4	28.2	29.0	29.7	30.5	31.2	32.0	32.8	33.5	34.3	35.1	35.8	36.6	37.3	38.1	38.9	39.6
1.64	18.6	19.3	20.1	20.8	21.6	22.3	23.1	23.8	24.5	25.3	26.0	26.8	27.5	28.3	29.0	29.7	30.5	31.2	32.0	32.7	33.5	34.2	34.9	35.7	36.4	37.2	37.9	38.7
1.66	18.1	18.9	19.6	20.3	21.0	21.8	22.5	23.2	24.0	24.7	25.4	26.1	26.9	27.6	28.3	29.0	29.8	30.5	31.2	31.9	32.7	33.4	34.1	34.8	35.6	36.3	37.0	37.7
1.68	17.7	18.4	19.1	19.8	20.5	21.3	22.0	22.7	23.4	24.1	24.8	25.5	26.2	26.9	27.6	28.3	29.1	29.8	30.5	31.2	31.9	32.6	33.3	34.0	34.7	35.4	36.1	36.8
1.7	17.3	18.0	18.7	19.4	20.1	20.8	21.5	22.1	22.8	23.5	24.2	24.9	25.6	26.3	27.0	27.7	28.4	29.1	29.8	30.4	31.1	31.8	32.5	33.2	33.9	34.6	35.3	36.0
1.72	16.9	17.6	18.3	18.9	19.6	20.3	21.0	21.6	22.3	23.0	23.7	24.3	25.0	25.7	26.4	27.0	27.7	28.4	29.1	29.7	30.4	31.1	31.8	32.4	33.1	33.8	34.5	35.2
1.74	16.5	17.2	17.8	18.5	19.2	19.8	20.5	21.1	21.8	22.5	23.1	23.8	24.4	25.1	25.8	26.4	27.1	27.7	28.4	29.1	29.7	30.4	31.0	31.7	32.4	33.0	33.7	34.4
1.76	16.1	16.8	17.4	18.1	18.7	19.4	20.0	20.7	21.3	22.0	22.6	23.2	23.9	24.5	25.2	25.8	26.5	27.1	27.8	28.4	29.1	29.7	30.3	31.0	31.6	32.3	32.9	33.6
1.78	15.8	16.4	17.0	17.7	18.3	18.9	19.6	20.2	20.8	21.5	22.1	22.7	23.4	24.0	24.6	25.2	25.9	26.5	27.1	27.8	28.4	29.0	29.7	30.3	30.9	31.6	32.2	32.8
1.8	15.4	16.0	16.7	17.3	17.9	18.5	19.1	19.8	20.4	21.0	21.6	22.2	22.8	23.5	24.1	24.7	25.3	25.9	26.5	27.2	27.8	28.4	29.0	29.6	30.2	30.9	31.5	32.1
1.82	15.1	15.7	16.3	16.9	17.5	18.1	18.7	19.3	19.9	20.5	21.1	21.7	22.3	22.9	23.5	24.2	24.8	25.4	26.0	26.6	27.2	27.8	28.4	29.0	29.6	30.2	30.8	31.4
1.84	14.8	15.4	15.9	16.5	17.1	17.7	18.3	18.9	19.5	20.1	20.7	21.3	21.9	22.4	23.0	23.6	24.2	24.8	25.4	26.0	26.6	27.2	27.8	28.4	28.9	29.5	30.1	30.7
1.86	14.5	15.0	15.6	16.2	16.8	17.3	17.9	18.5	19.1	19.7	20.2	20.8	21.4	22.0	22.5	23.1	23.7	24.3	24.9	25.4	26.0	26.6	27.2	27.7	28.3	28.9	29.5	30.1
1.88	14.1	14.7	15.3	15.8	16.4	17.0	17.5	18.1	18.7	19.2	19.8	20.4	20.9	21.5	22.1	22.6	23.2	23.8	24.3	24.9	25.5	26.0	26.6	27.2	27.7	28.3	28.9	29.4
1.9	13.9	14.4	15.0	15.5	16.1	16.6	17.2	17.7	18.3	18.8	19.4	19.9	20.5	21.1	21.6	22.2	22.7	23.3	23.8	24.4	24.9	25.5	26.0	26.6	27.1	27.7	28.3	28.8

体重过低	体重正常	超重	肥胖

三、腰围的测量方法

令受试者取站立位，两脚分开 25 ～ 30 厘米，使体重均匀分布在双腿上。用皮尺测量从髂骨上缘与第 12 肋骨下缘连线中点处，沿水平方向绕腹部一圈的长度。皮尺紧贴皮肤而不压迫软组织，读数准确到 0.1 厘米。在正常呼气末进行测量。

四、脂肪酸的结构与命名

（一）亚麻酸

它是 n_3（或 ω_3）系列多不饱和脂肪酸

$$CH_3CH_2CH=CHCH_2CH=CHCH_2CH=CH（CH_2）_7COOH$$

甲基   羧基

从甲基端数起，第一个不饱和双键出现在第 3 个碳原子的后面，属于 n_3 系列多不饱和脂肪酸。

（二）亚油酸

它是 n_6（或 ω_6）系列多不饱和脂肪酸

$$CH_3（CH_2）_4CH=CHCH_2CH=CH（CH_2）_7COOH$$

甲基   羧基

上面分子式中，从甲基端数起，第一个双键出现在第 6 个碳原子的后面，属于 n_6 系列多不饱和脂肪酸。

1. 谷类薯类

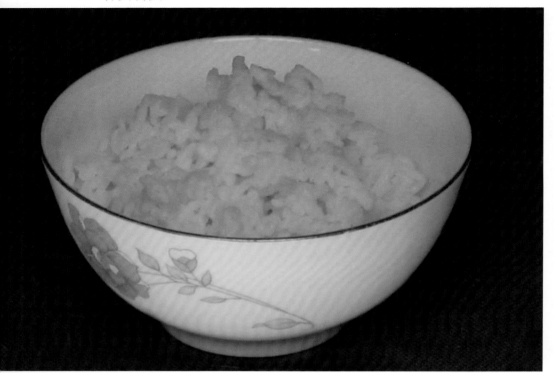

米饭　折合大米 50 克

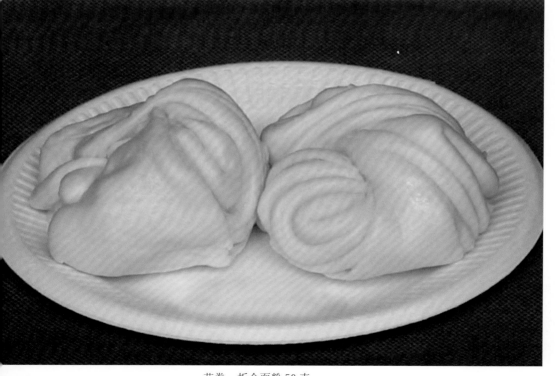

花卷　折合面粉 50 克

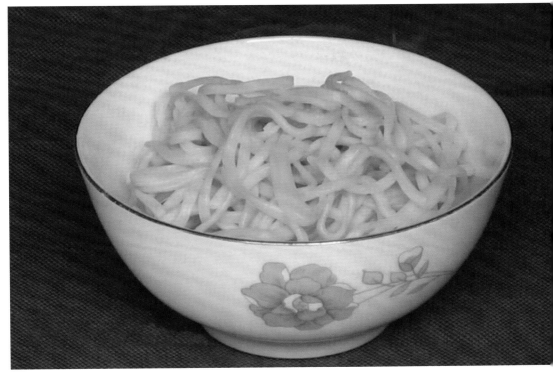

面条　折合面粉 50 克

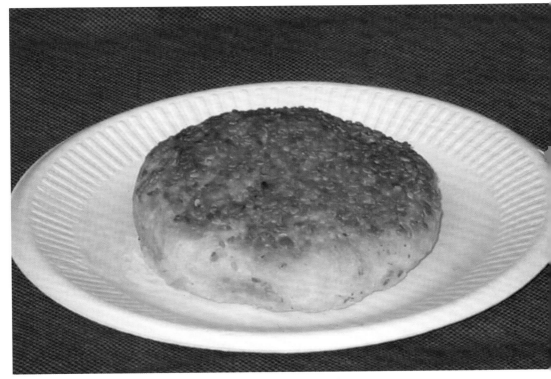

烧饼　市售品 70 克

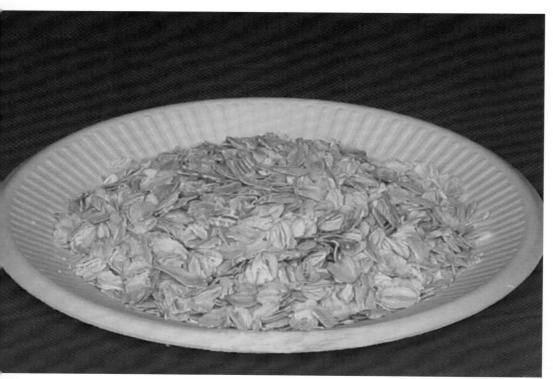

燕麦片　市售品 50 克

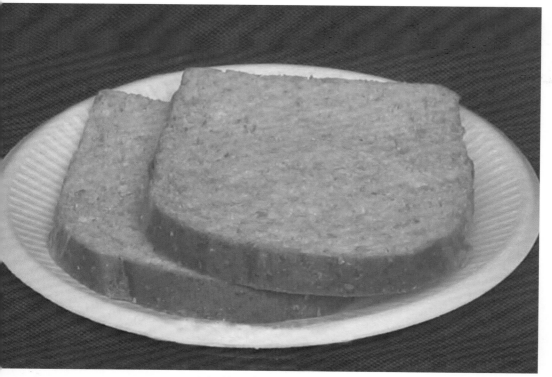

全麦面包　市售品 50 克

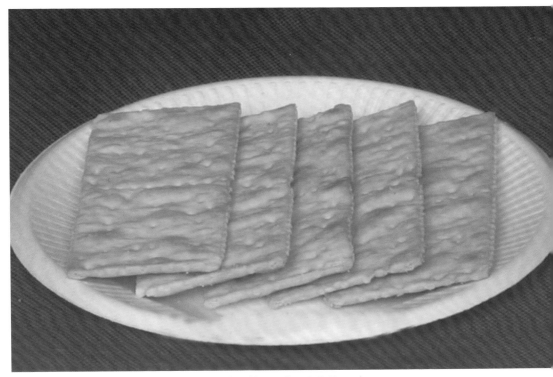

苏打饼干 5 片　市售品 30 克

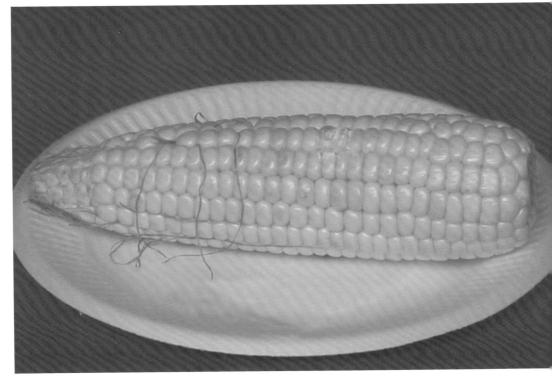

鲜玉米　市售品 100 克

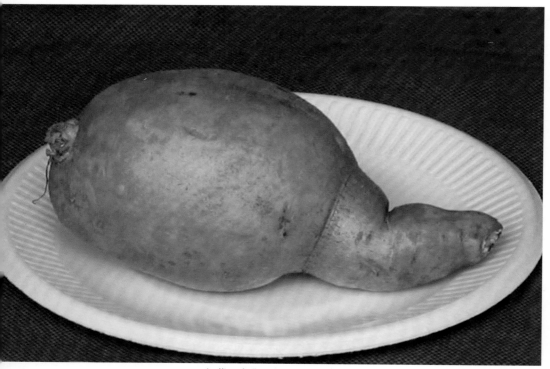

红薯　市售品 200 克

2．豆类及豆制品

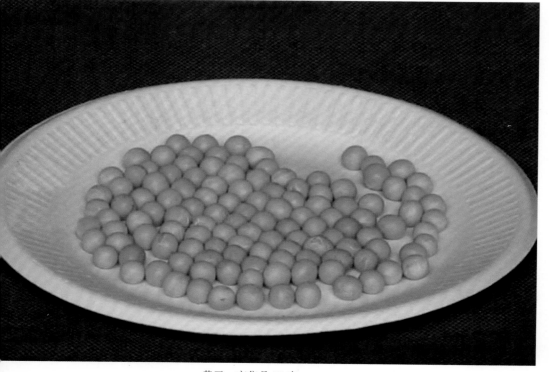

黄豆　市售品 30 克

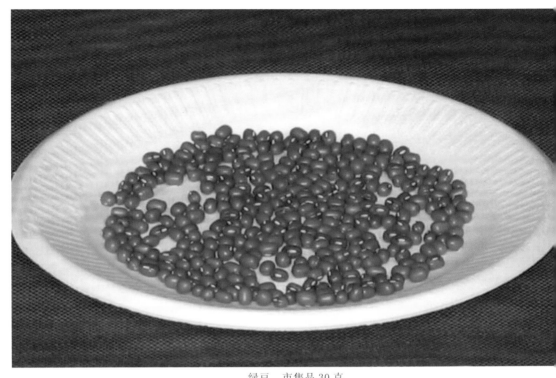

绿豆　市售品 30 克

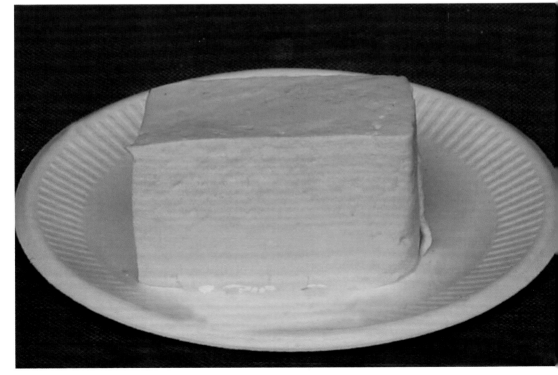

北豆腐　市售品 150 克

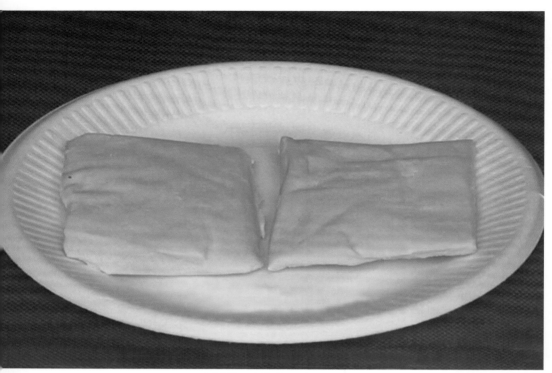

豆腐干　市售品 60 克

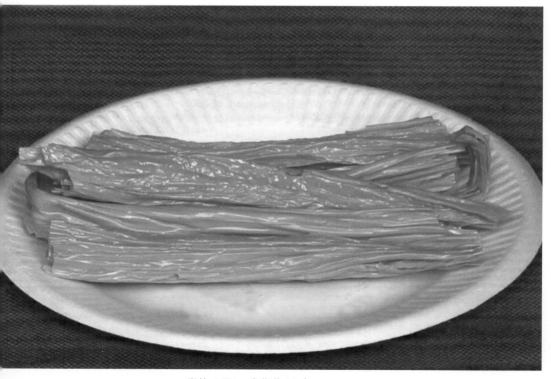

腐竹（干）　市售品 30 克

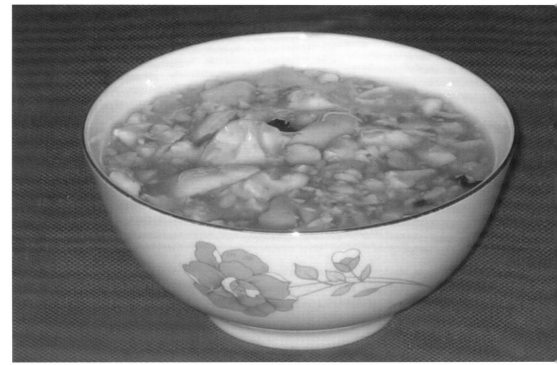

豆腐脑　250 克

3．畜禽类

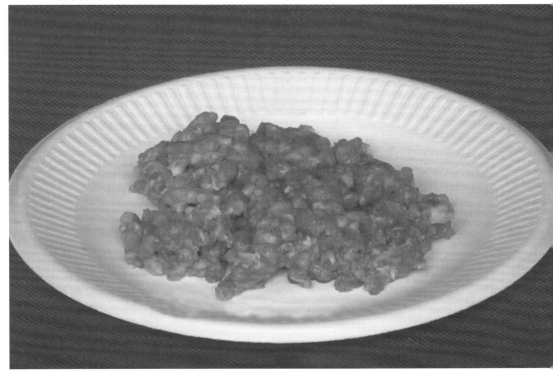

猪肉馅　市售品 50 克

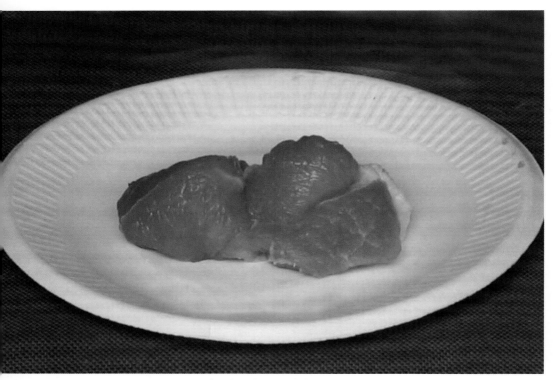

瘦猪肉　市售品 50 克

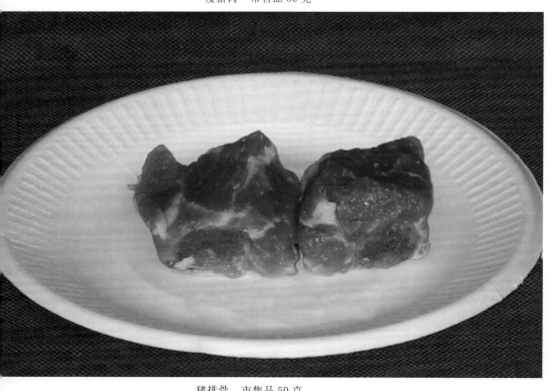

猪排骨　市售品 50 克

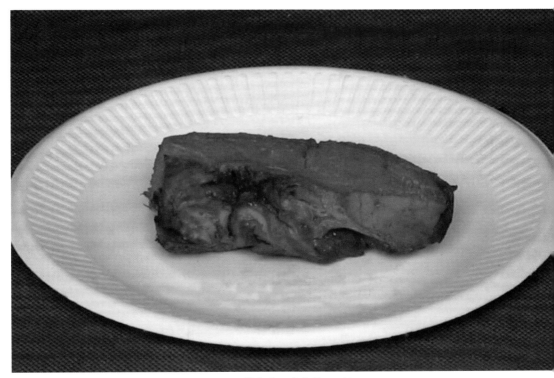

酱牛肉　市售品 50 克

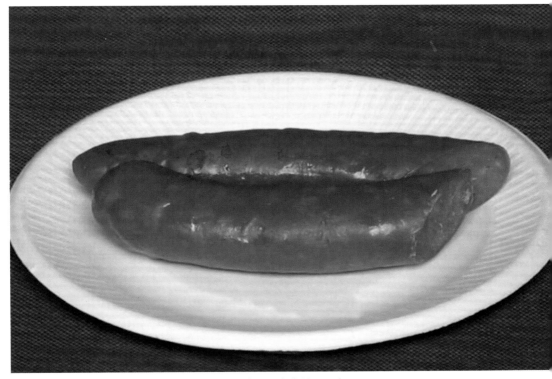

肉肠　市售品 100 克

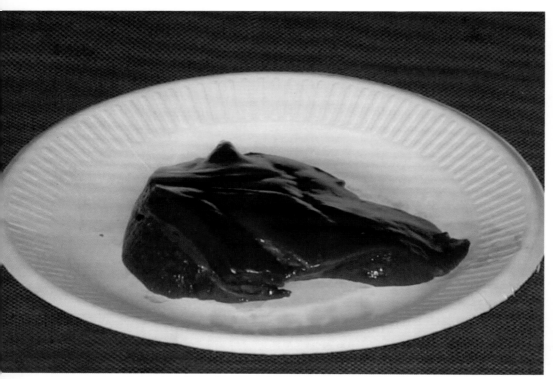

猪肝　市售品 50 克

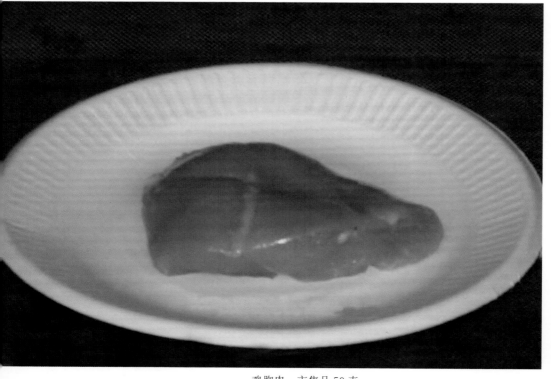

鸡胸肉　市售品 50 克

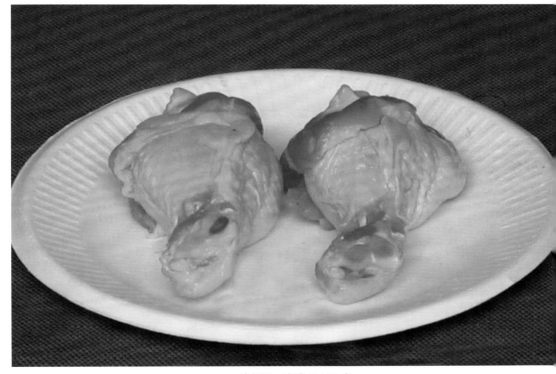

鸡翅根　市售品 100 克

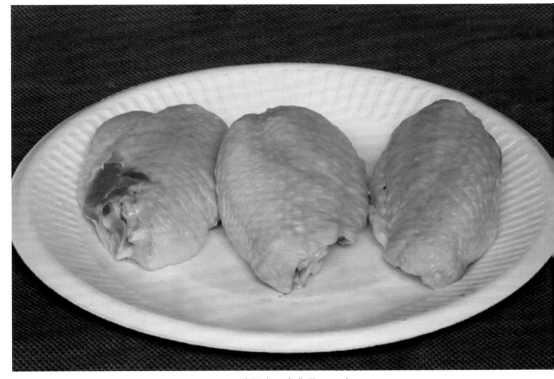

鸡翅中　市售品 100 克

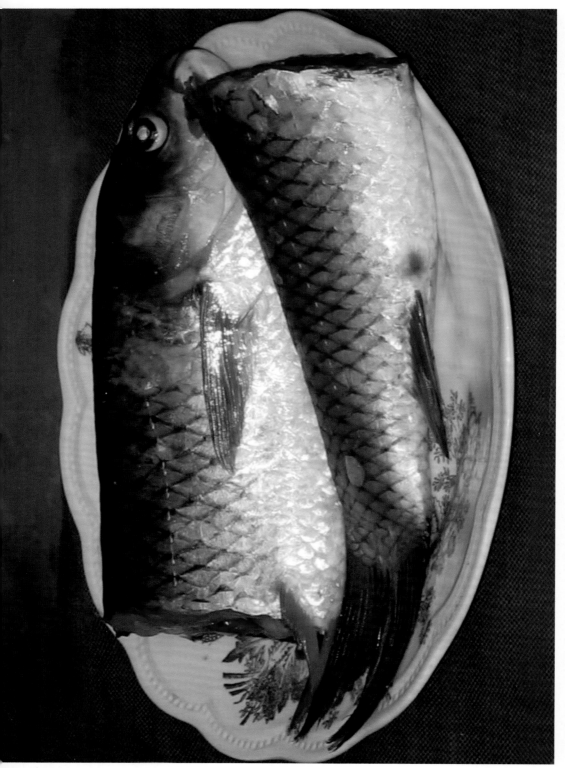

草鱼　市售品 600 克

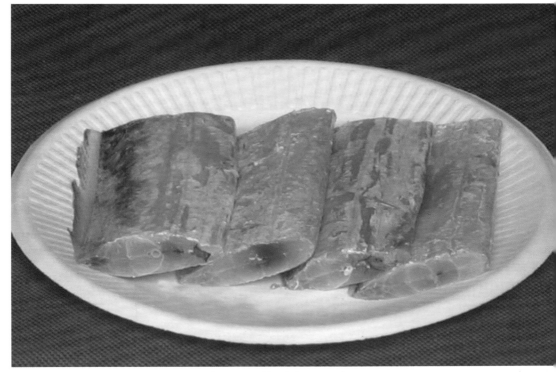

带鱼　市售品 100 克

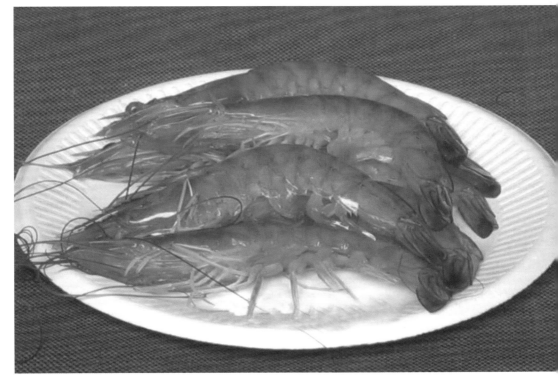

基围虾　市售品 100 克

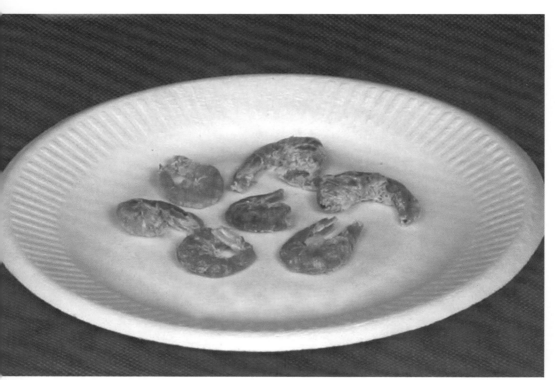

海米　市售品 10 克

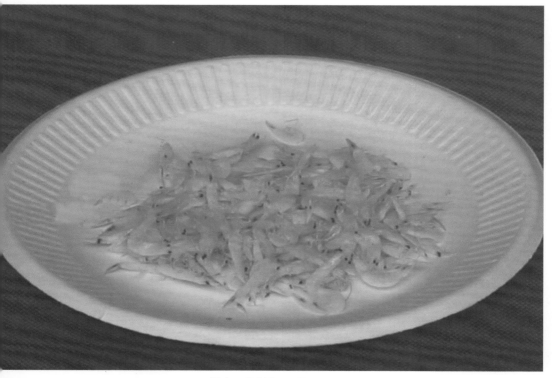

虾皮　市售品 10 克

5. 蔬菜类

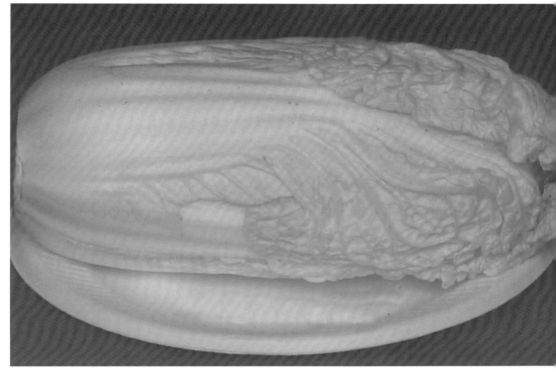

大白菜　市售品 200 克

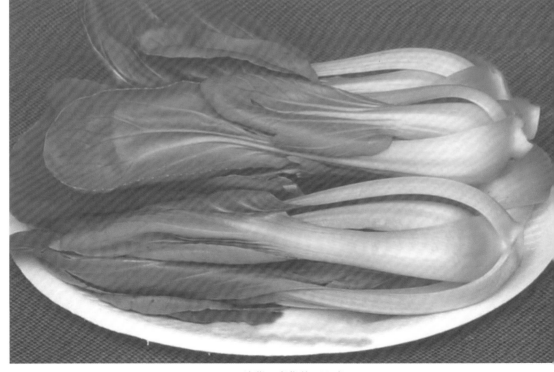

油菜　市售品 100 克

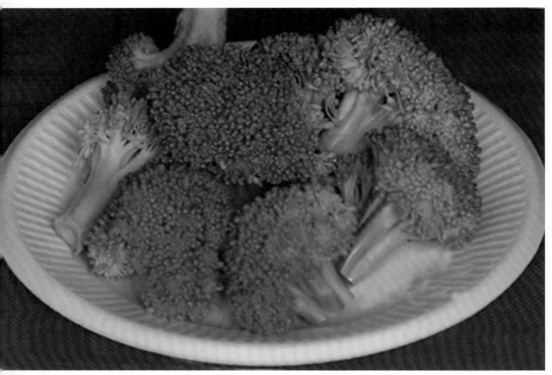

西兰花　市售品 150 克

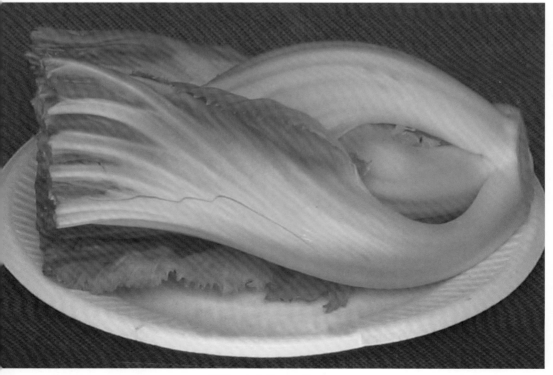

芥蓝　市售品 150 克

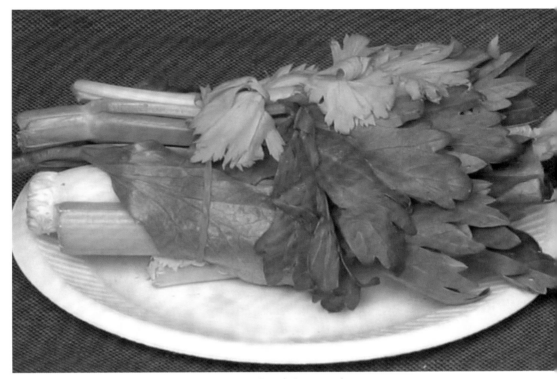

芹菜　市售品 100 克

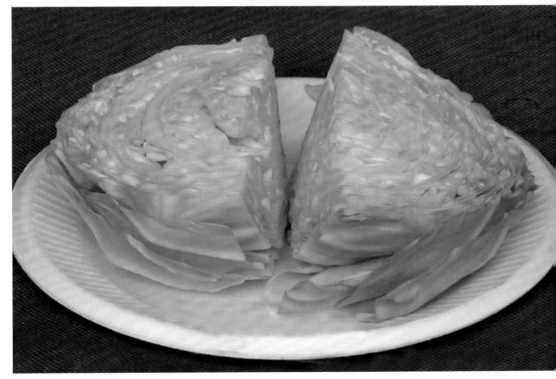

圆白菜　市售品 200 克

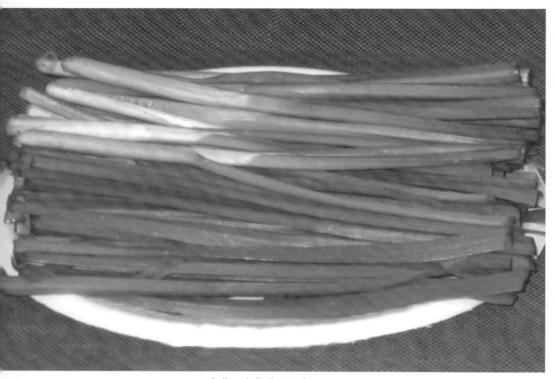

韭菜　市售品 100 克

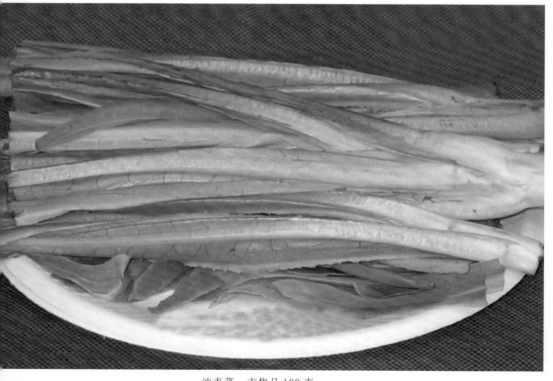

油麦菜　市售品 100 克

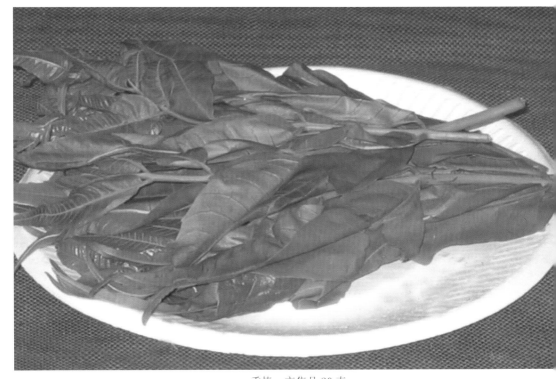

香椿　市售品 20 克

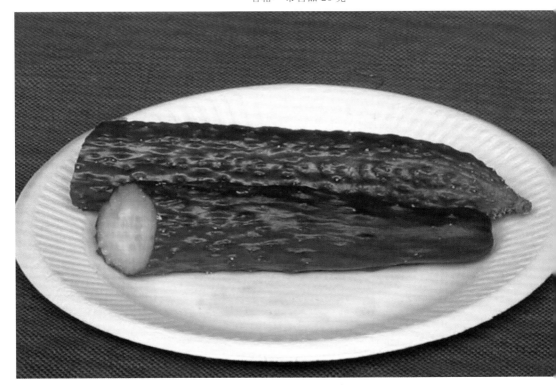

黄瓜　市售品 100 克

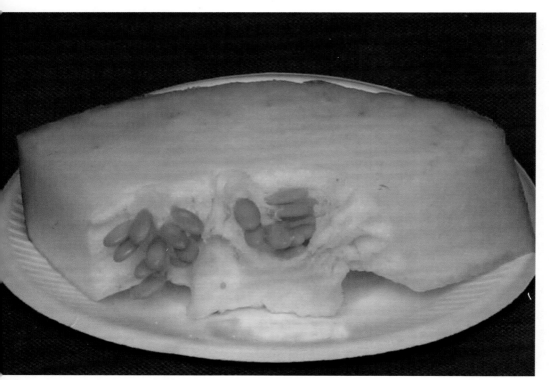

冬瓜　市售品 200 克

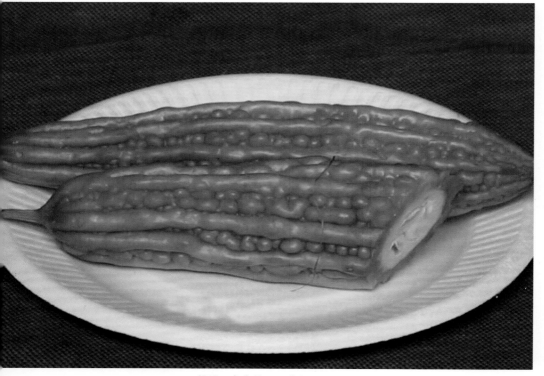

苦瓜　市售品 100 克

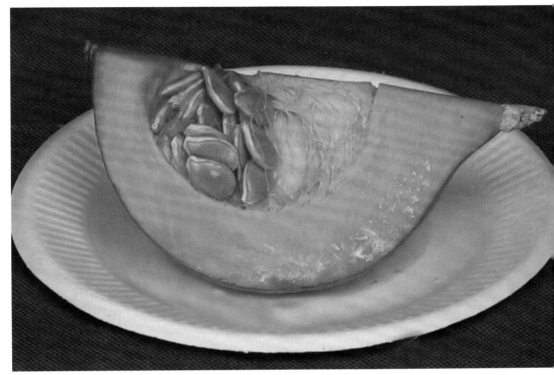

南瓜　市售品 150 克

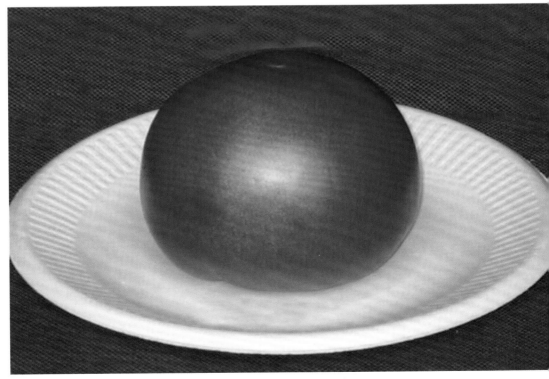

西红柿　市售品 200 克

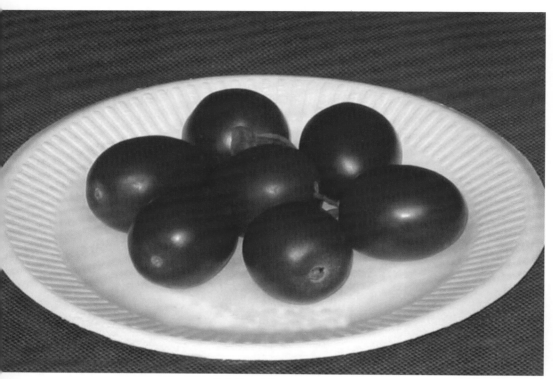

圣女果　市售品 100 克

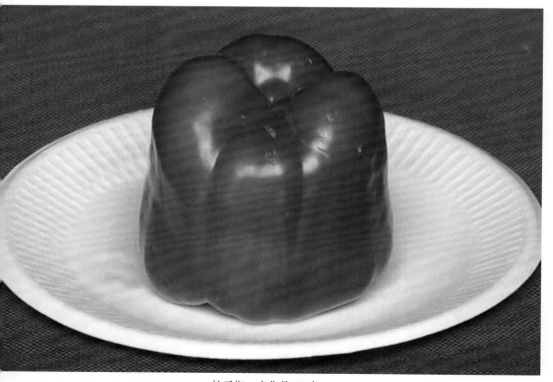

柿子椒　市售品 60 克

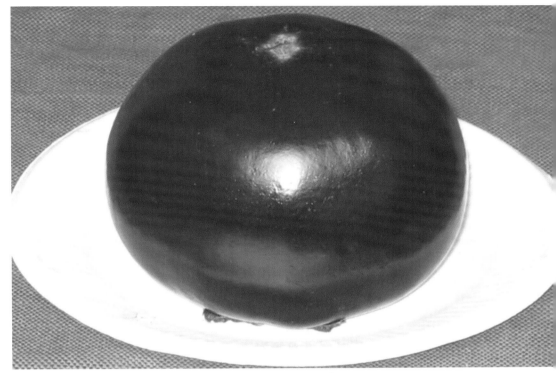

茄子　市售品 200 克

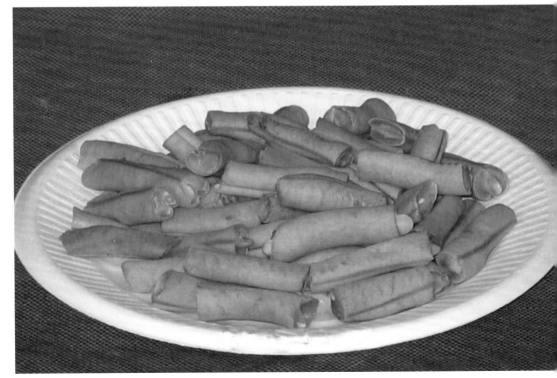

扁豆　市售品 100 克

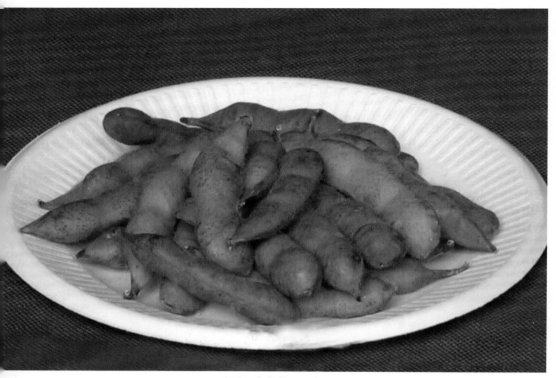

毛豆　市售品 100 克

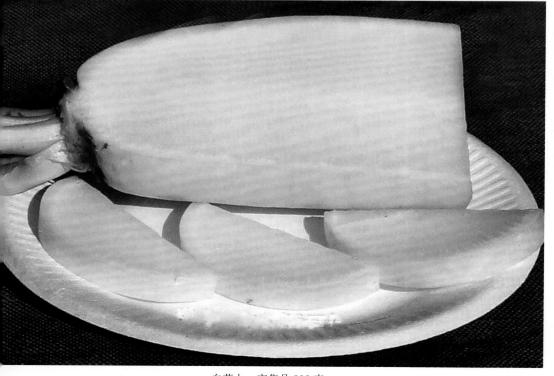

白萝卜　市售品 200 克

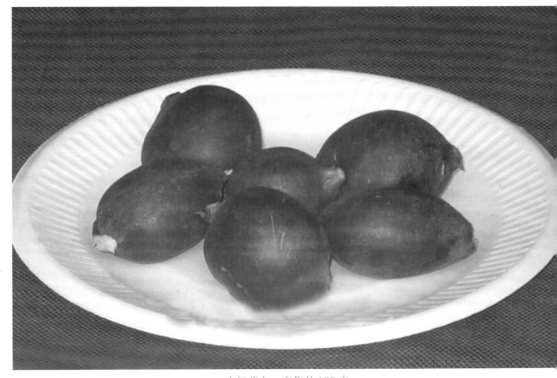

小红萝卜　市售品 100 克

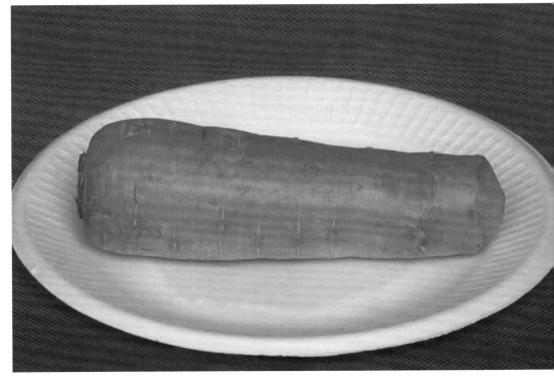

胡萝卜　市售品 150 克

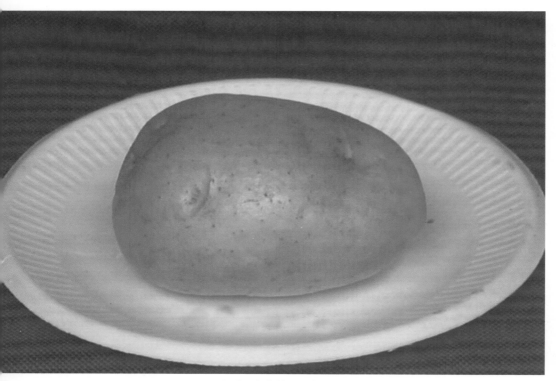

土豆　市售品 150 克

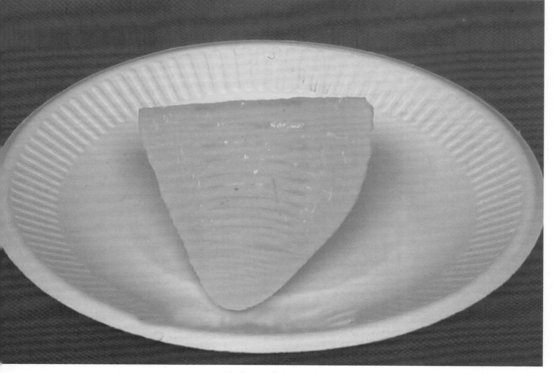

玉兰片　市售品 50 克

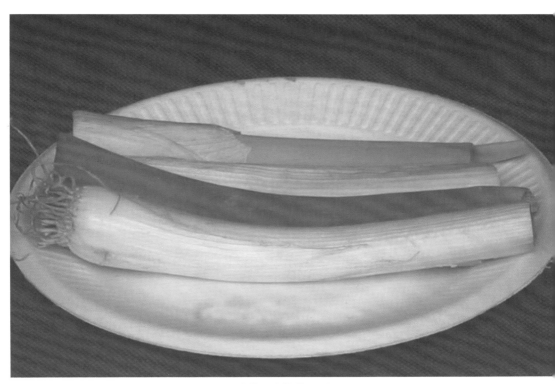

大葱　市售品 50 克

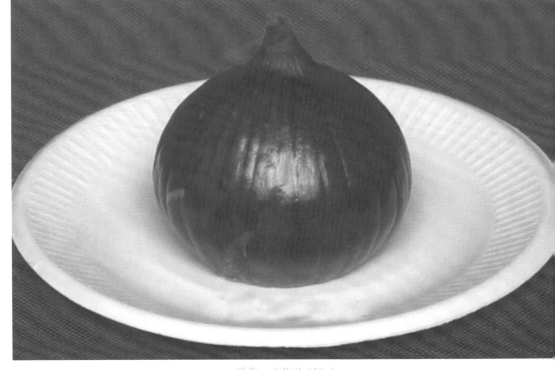

洋葱　市售品 150 克

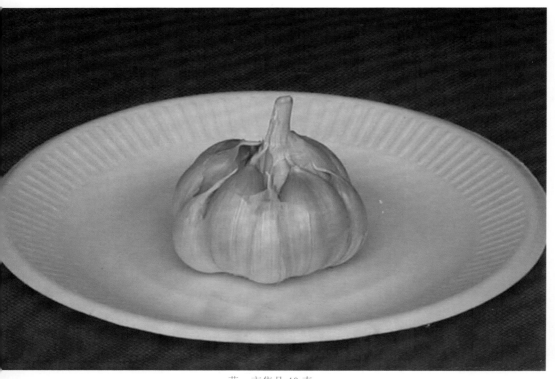

蒜　市售品 40 克

6．水果及干果

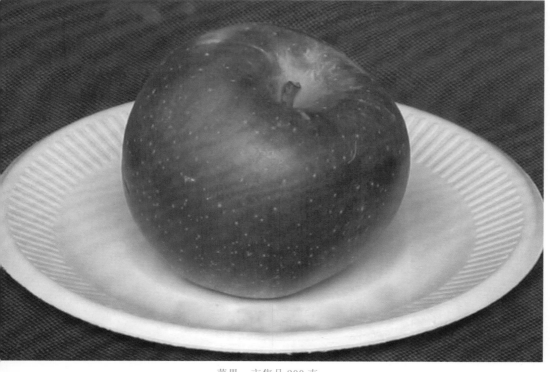

苹果　市售品 200 克

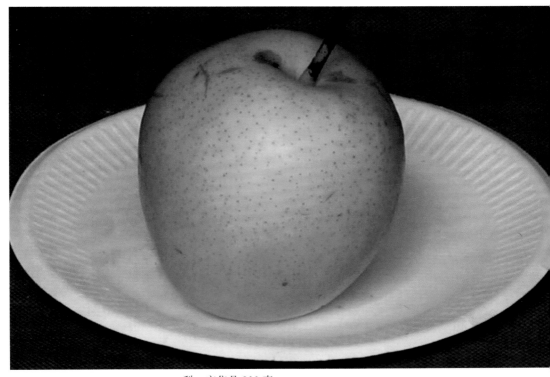

梨　市售品 200 克

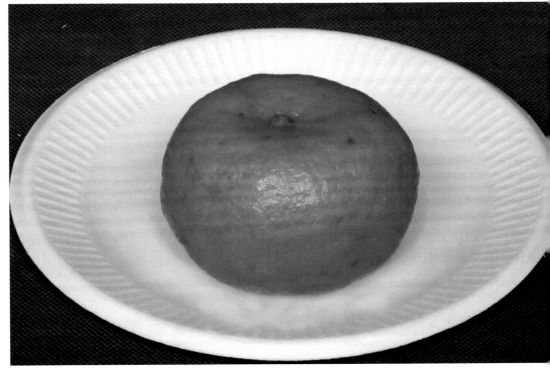

橘子　市售品 150 克

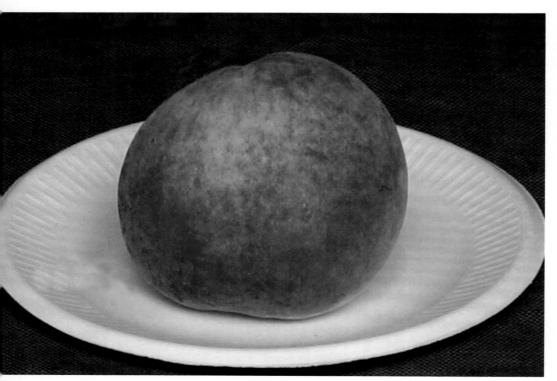

桃　市售品 200 克

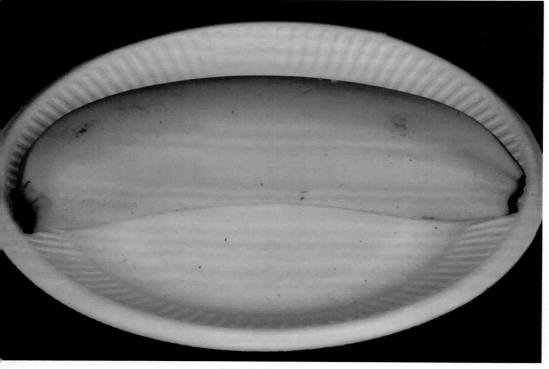

香蕉　市售品 150 克

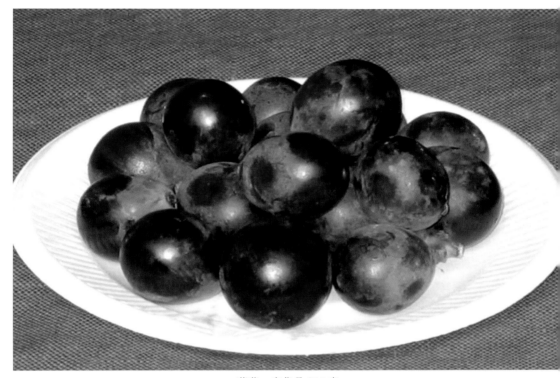

葡萄　市售品 200 克

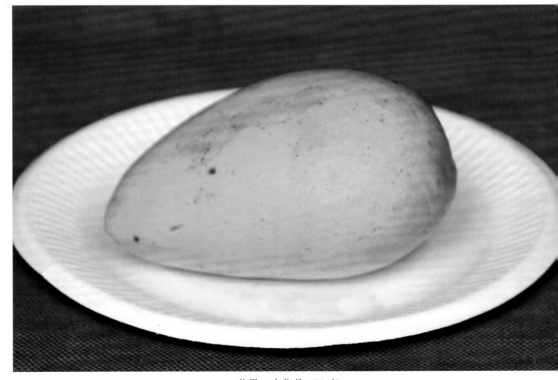

芒果　市售品 150 克

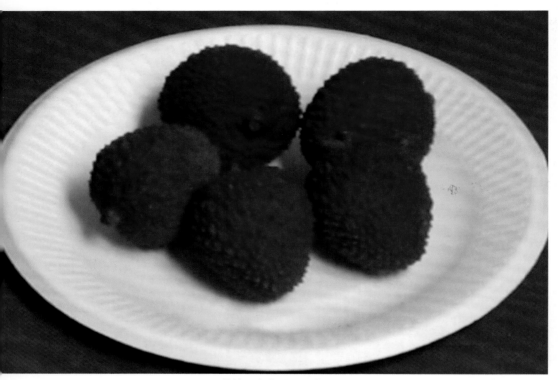

荔枝　市售品 100 克

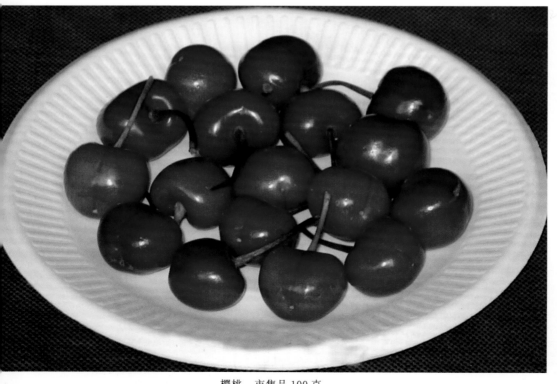

樱桃　市售品 100 克

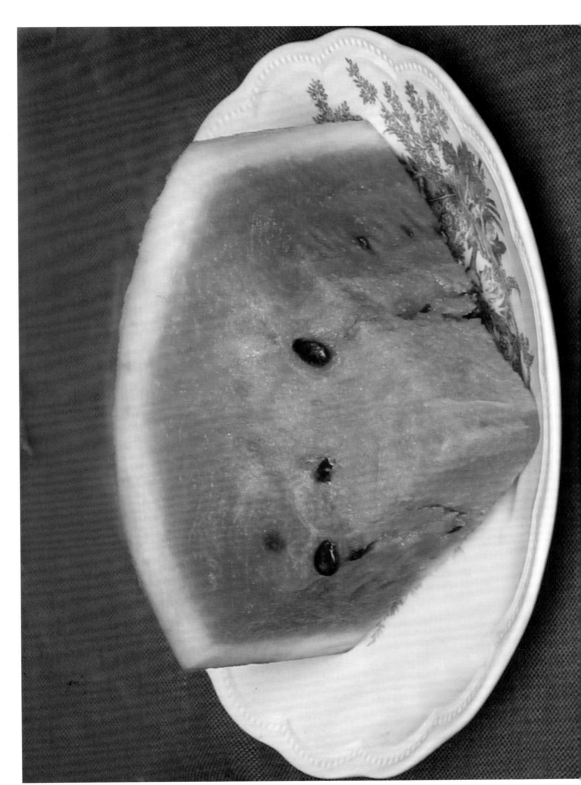

西瓜　市售品 500 克

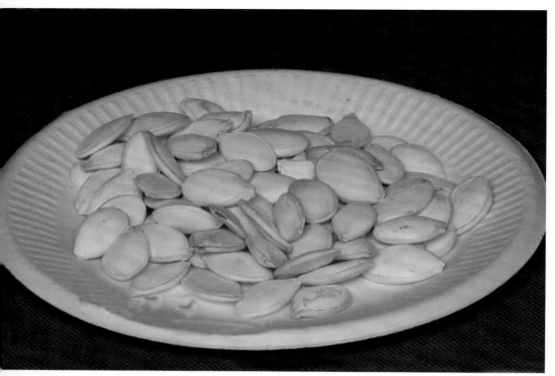

南瓜子（炒）　市售品 30 克

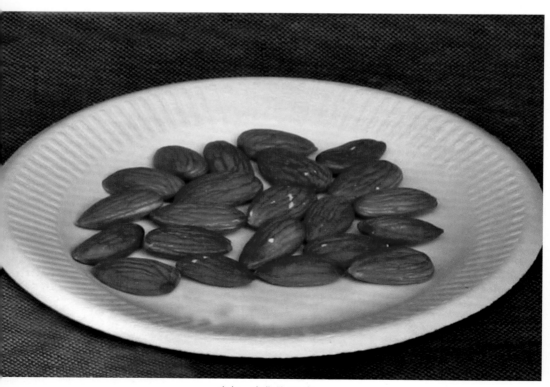

杏仁　市售品 30 克

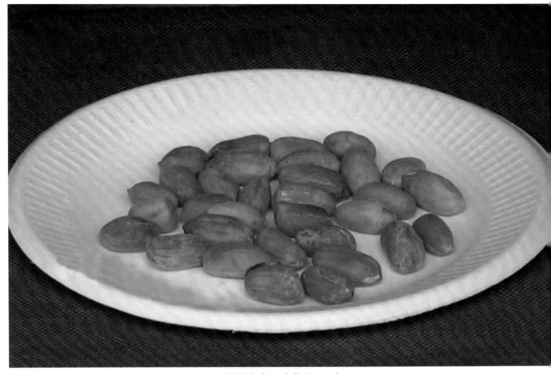

炒花生米　市售品 20 克

7．菌藻类

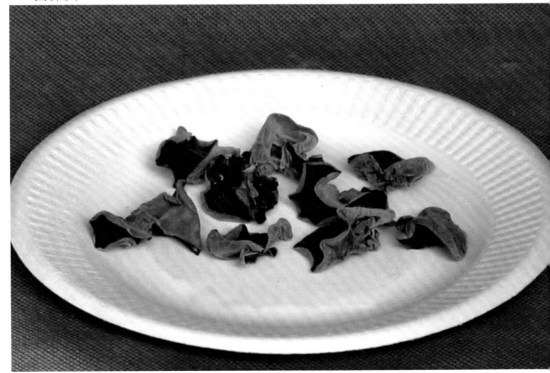

黑木耳　市售品 5 克

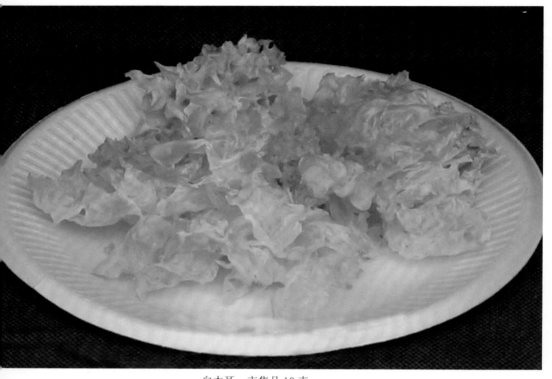

白木耳　市售品 10 克

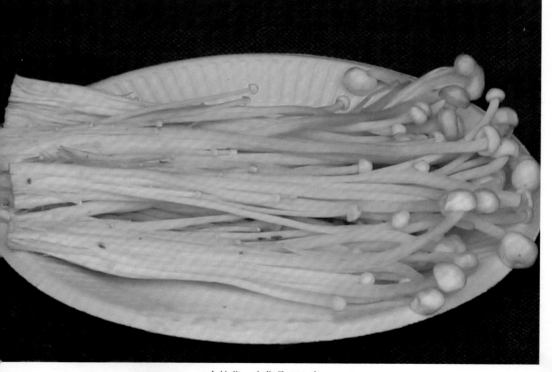

金针菇　市售品 100 克

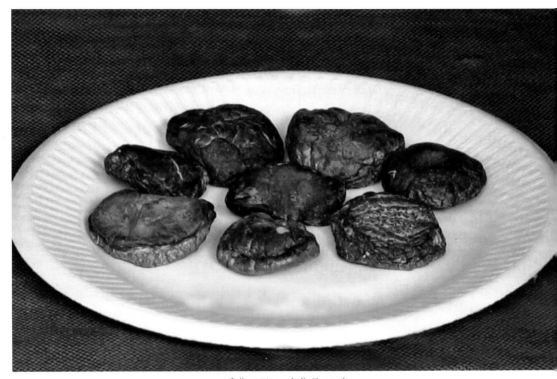

香菇（干）　市售品 10 克

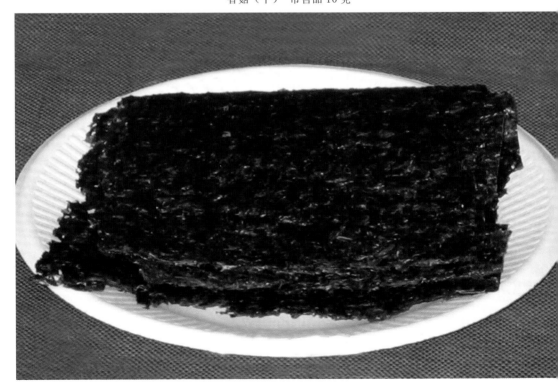

紫菜　市售品 10 克

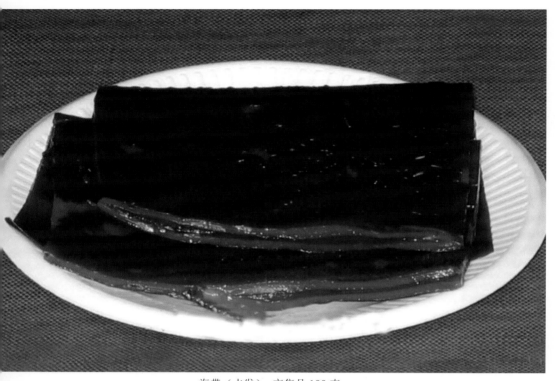

海带（水发） 市售品 100 克

8．其他

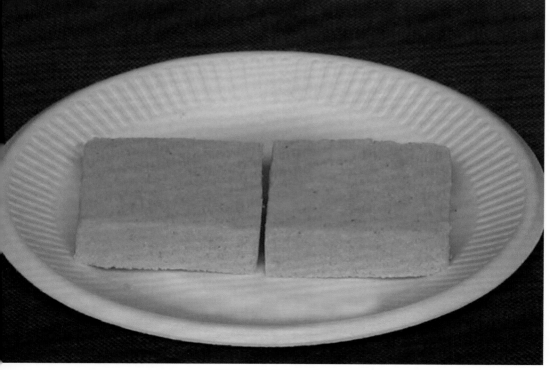

绿豆糕 市售品 50 克

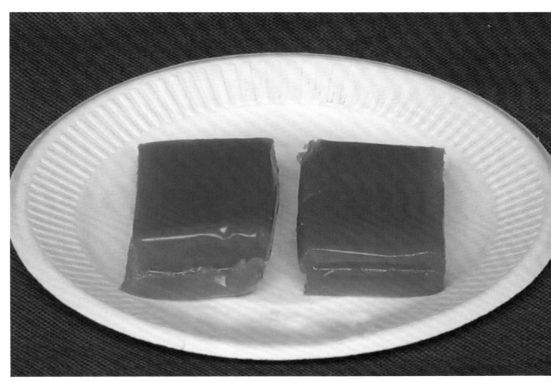

豌豆黄　市售品 100 克

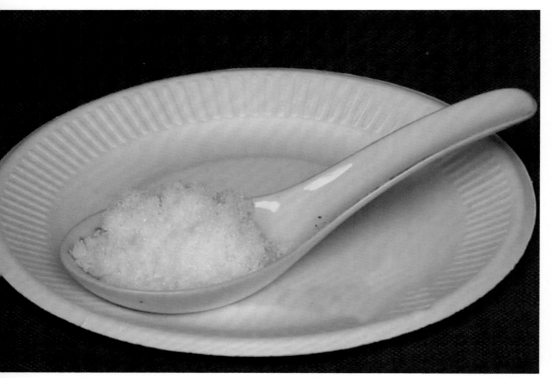

白糖　市售品 15 克

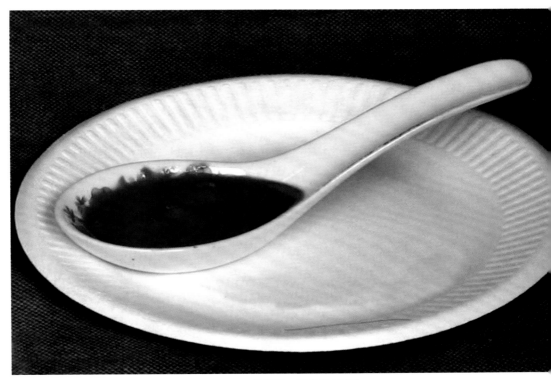

芝麻酱　市售品 10 克

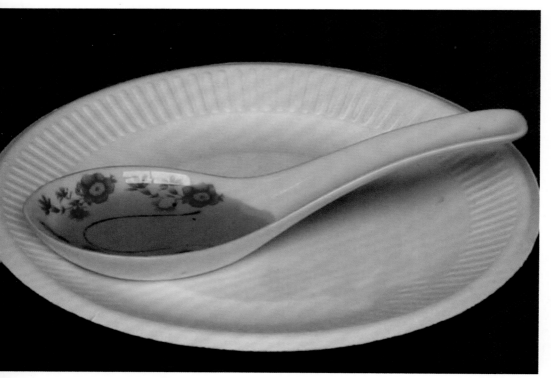

蜂蜜　市售品 10 克

致　谢

　　在本书出版过程中，达能营养中心中国总代表张国雄先生给予了大力支持和指导。

　　新探发展研究中心王克安主任、吴宜群主任在本书策划及编写中给予了很多指导和热情的帮助。

　　营养与食品安全所赵桐同志在食物图谱的拍摄方面，曾给予过很多指点。

　　谨在此对上述各位表示深深的感谢！